名誉主编

孙颖浩

主　编

许传亮　曹　洁　陆小英

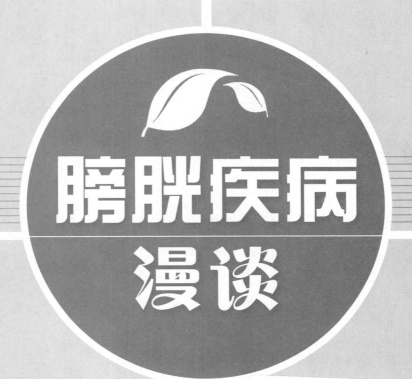

膀胱疾病
漫谈

RAMBLING
BLADDER DIS

上海科学技术出版社

图书在版编目（CIP）数据

膀胱疾病漫谈 / 许传亮，曹洁，陆小英主编 . —上海：上
海科学技术出版社，2018.1（2018.3 重印）
ISBN 978-7-5478-3559-3

Ⅰ.①膀⋯ Ⅱ.①许⋯ ②曹⋯ ③陆⋯ Ⅲ.①膀胱疾病-
防治 Ⅳ.① R694

中国版本图书馆 CIP 数据核字（2017）第 079672 号

膀胱疾病漫谈

名誉主编　孙颖浩

主编　许传亮　曹　洁　陆小英

上海世纪出版（集团）有限公司
上 海 科 学 技 术 出 版 社　出版、发行
（上海钦州南路 71 号　邮政编码 200235　www.sstp.cn）
浙江新华印刷技术有限公司印刷
开本 787×1092　1/16　印张 15.5　字数 250 千
2018 年 1 月第 1 版　2018 年 3 月第 2 次印刷
ISBN 978-7-5478-3559-3/R · 1366
定价：38.00 元

内容提要

　　本书是介绍"膀胱"这个重要器官的科普书。书中围绕膀胱的常见疾病，从日常的医患交流出发，采用问答的结构形式，设计了63个相关问题，对患者亟需了解的医学知识进行了梳理。深入浅出地描述了膀胱疾病相关解剖、流行病学、发病机制、手术方式、术后护理、康复期注意事项等一系列医学知识。故本书既可作为膀胱肿瘤、膀胱炎症、神经源性膀胱、膀胱憩室、膀胱损伤患者的通俗医学读物，也可作为泌尿外科专科医务工作者学习和交流的图书，是一本实践性强、实用性高的科普读物。

编委会

序

　　膀胱古称"水府"，是泌尿系统中承上启下的重要器官。近年来，我国膀胱疾病患病率逐年递增，随着医疗技术的发展，膀胱疾病的诊疗方法与手段也日新月异。由于国内优质医疗卫生资源紧缺，医患沟通中仍存在信息不对称、交流不充分、传递不顺畅等问题，患者往往较难获得关于自身疾病的全面而正确的信息。如何帮助患者更清晰地了解疾病，让患者主动参与到防病治病上来，也是医护人员一直非常重视的议题。因此，撰写一本与目前膀胱疾病诊治理念、方法、新进展相匹配的科普读物，以助患者更加全面地认识疾病，并与医护人员同心协力战胜病魔非常必要。

　　中国人民解放军海军军医大学（第二军医大学）附属长海医院作为大型综合性教学医院，其泌尿外科连续五年在中国医院最佳专科排行榜上名列第二，中国医院专科科技影响力排行第一。科室亚专业特色鲜明，膀胱疾病团队多年潜心从事膀胱肿瘤领域的临床与科研工作，此次，他们与上海多家三甲医院的泌尿外科医护专家合作，从患者角度出发，精心撰写了本书，书中述及膀胱的生理功能、疾病的临床表现、治疗中的关注要点以及康复中的注意事项等。全书采用一问一答的形式，浅显易懂，可促进泌尿外科领域的普适性教育，增强普通民众保健意识，帮助大众自觉防病治病。

　　本书受众面广，不仅适合膀胱疾病患者阅读，也是一本适合医学工作者和广大健康人群阅读的好书。我在此热忱地向广大读者推荐！本书编者是一支年轻、开放、向上的团队，他们也欢迎学术上的争鸣和交流，并希望得到广大读者和同行的批评指正。此外，书中借鉴了一些国内外专家学者的观点，我也在此对他们表达衷心的谢意！

中国工程院院士

中华医学会泌尿外科分会主任委员

2017 年 11 月 26 日

前　言

　　随着人们生活方式的改变，膀胱疾病尤其是膀胱肿瘤的发病率不断升高，膀胱疾病也受到了越来越多的关注。现在，医疗技术的发展使得膀胱疾病检查与治疗的方法也越来越多样化，这显著提升了疾病的治愈率、延长了患者寿命。但是，近年来我国膀胱疾病的发病率增高，所以患者更需了解疾病及康复护理的相关知识，医生有责任帮助患者了解疾病，选择更好的治疗方法。

　　膀胱疾病中，以膀胱肿瘤发病率升高得最快，而膀胱肿瘤的患者，在行根治性手术后，需要终身携带一个腹壁泌尿造口，所以对自我康复与造口护理知识十分渴求。本书聚焦膀胱这一器官，从日常医患交流的常见问题出发，设计了 63 个常见的膀胱疾病相关主题，从膀胱解剖、流行病学、发病机制、手术方式、术后护理和康复期注意事项等角度，采用通俗易懂的文字来撰写一系列适合患者阅读的内容。本书还尤其针对膀胱肿瘤尿流改道术这一需要患者及其家属术后自我护理的手术，采用图文并茂的形式，给读者系统的康复护理指导，从而帮助提升泌尿造口患者的自我护理能力，实现"授人以渔"的初衷。

　　编者也期望将此书推广应用到临床医务工作者与患者交流和沟通

中，为患者提供系统且实用的参考读物。当然本书也可作为泌尿外科专科护士学习和参考的图书。

本书编写过程中，得到了中国人民解放军海军军医大学孙颖浩院士的指导，在此表示衷心感谢！本书编者均来自三级甲等医院泌尿外科的一线临床医生和护理人员。由于编者水平有限，本书内容中难免存在不严谨和疏漏之处，恳请各位读者批评指正并多提宝贵建议。

主编

2017 年 6 月

目 录

1

了解膀胱

★ 膀胱在哪里？

★ 膀胱长什么样子？

★ 膀胱有什么功能？

随着人们接触芳香族类物质，例如染发剂、皮革、油漆的概率大大提高，加之吸烟、嗜酒等不良嗜好，所以膀胱黏膜会更易受到化学物质、炎症和寄生虫的刺激，较以前更容易患上膀胱疾病。在老百姓眼中，膀胱仅仅就是一个储存尿液的球囊（图1-1），然而膀胱的作用远不止如此。关于膀胱，大家有很多问题吧：膀胱在我们身体的哪个部位？它又有什么作用呢？膀胱会生病吗？请您仔细阅读本文，以便对以上的问题有清楚的了解。

本篇是这本书的开场，涉及医学解剖学的专业知识，阅读起来会有些困难，理解起来也可能有些费力。但是请耐心地看完本篇的内容，因为这对于了解膀胱疾病的诊治、护理和康复有着极大的帮助。

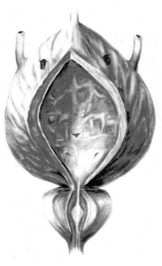

图1-1 膀胱示意图

泌尿系统结构

为了帮助大家了解膀胱的位置和功能，我们先简要地了解一下泌尿系统的构成。泌尿系统是由肾脏、输尿管、膀胱和尿道构成，往往医生将肾脏和输尿管合称为"上尿路"器官，将膀胱和尿道合称为"下尿路"器官。

膀胱位于人体盆腔中，像一个富有弹性的水囊，上连输尿管，下接尿道，起到储存和排出尿液的作用。它在空虚状态时，呈现出"三棱锥体"形，分为膀胱尖、膀胱底、膀胱体和膀胱颈 4 个部分；在充盈时，膀胱就呈现出"卵圆"形。

膀胱的结构

膀胱内部分为三角区、三角后区、颈部、两侧壁顶部及前壁。当膀胱空虚时，其内黏膜面呈现许多皱襞，唯有膀胱底部有一个三角形的平滑区，这个三角区称"膀胱三角"，它是膀胱镜检的重要标志，也是结石、结核等膀胱内病变的好发部位。膀胱的下部，有尿道内口，膀胱三角的两后上角是输尿管开口的地方。输尿管口一般为斜行裂隙状，也可能为卵圆形或圆形。

膀胱壁分为 4 层，最内为黏膜层、黏膜下层，中间是肌层，最外层是浆膜层。黏膜在三角区由于紧密地和下层肌肉连合，所以非常光滑，但在其他区域则具有显著的皱襞，在膀胱充盈时，皱襞即消失。黏膜下层具有丰富血管和弹性的疏松结缔组织，它将黏膜和肌肉层彼此连接着。肌层内布满纵横交错的逼尿肌，它的收缩可使膀胱内压升高，将尿液挤压出膀胱，启动排尿。在膀胱与尿道交界处有较厚的环形肌，形成尿道内括约肌，它的收缩能关闭尿道内口，防止尿液自膀胱流出。

膀胱的毗邻器官

大家已经知道膀胱是一个位于人体盆腔的器官，在体表是摸不着和看不到的。那么在男性和女性的体内，膀胱的周围都有哪些器官呢？在男性骨盆中，膀胱下面是前列腺、尿道，背侧面是精囊、输精管，再往后是直肠（图 1-2）。在女性骨盆中，膀胱下面是尿道，背侧面是子宫、阴道、卵巢，再往后是直肠（图 1-3）。不论男女，

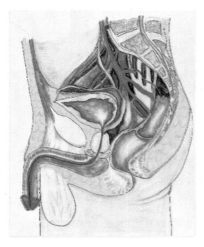

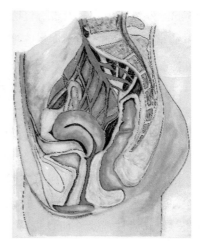

图 1-2　男性膀胱的毗邻器官　　　图 1-3　女性膀胱的毗邻器官

膀胱上面有腹膜覆盖并与小肠襻相邻，膀胱前侧紧贴腹前壁，医生常利用这种特点，在耻骨联合上缘行膀胱穿刺术或做一系列的微创手术，这样才能避免伤及腹膜。

排尿机制

正常排尿是一种受意识控制的神经性反射活动。成人膀胱约能容纳 600 ml 的尿液，当膀胱被尿液充满时，肾脏会反射性地降低尿液的产生速度，避免膀胱被胀破。通常情况下，当尿量达到 300~400 ml 时，逼尿肌受到膨胀刺激，会发生阵发性收缩。排尿感觉由副交感神经感觉纤维传导反映至脊髓反射弧，再传导至大脑中枢，随后由高级排尿中心将运动冲动由脊髓通过盆神经、副交感神经输出纤维到达膀胱，使膀胱逼尿肌收缩。排尿是一个非常复杂的过程，中间有一个潜伏期，在这一潜伏期间，内外纵肌层的收缩，对三角区肌的牵拉，使膀胱颈口开放，开始排尿。待膀胱近乎排空后，仍有少量残余尿时，尿道旁横纹肌的收缩，促使尿液完全排空。

此外，膀胱内容量与排尿感觉之间的关系还受精神因素和下尿路病变的影响。由于排尿活动在很大程度上受到意识的控制，在膀胱充盈不足时也能完成排尿动作，因此，在精神紧张时，通常有人表现为尿意频繁。正常人在每次排尿后，膀胱内并非完全空虚，一般还有少量尿液残留，称为残余尿。正常成人的残余尿量是

10~15 ml。残留尿量的多少与膀胱功能和膀胱出口是否梗阻有着密切关系，老年人残余尿量通常有所增加。残留尿量的增加是导致下尿路感染的常见原因之一。

常见膀胱疾病

那么膀胱容易生哪些病呢？膀胱容易发生膀胱炎、膀胱结石和膀胱肿瘤。

膀胱炎是泌尿系统最常见的疾病之一，尤以女性多见。膀胱炎通常不是作为一个独立的疾病出现，而是泌尿系统感染的一部分或是泌尿系统其他疾病的继发感染。膀胱炎可分为急性与慢性两种，两者又可互相转化，急性膀胱炎得不到彻底治疗可变成慢性，慢性膀胱炎在机体抵抗力降低或局部病变因素加重时，又可转化成急性发作。

膀胱结石可分为原发性和继发性两种。原发性膀胱结石为单个结石，呈卵圆形；继发性膀胱结石为草酸钙、磷酸钙和尿酸的混合性，为多个小结石。原发性膀胱结石多由于营养不良，而继发性结石则多为膀胱出口梗阻引起，例如前列腺增生所致，随着年龄的增长，此病的发病率也逐渐升高，另外结石更容易发生在有尿道狭窄、膀胱憩室和有异物的部位。例如，长期携带引流导管或患有神经源性膀胱功能障碍的人群容易发生膀胱结石。

膀胱肿瘤是泌尿系统中最常见的肿瘤之一。超过 90% 的膀胱肿瘤是尿路上皮细胞癌。好发在膀胱侧壁及后壁，其次为三角区和顶部，也可多处同时发生。膀胱肿瘤可能同时伴有肾盂、输尿管和尿道的肿瘤。在国外，膀胱肿瘤的发病率在男性泌尿生殖器肿瘤中仅次于前列腺癌，居第 2 位，每年约有 5 万新发病例；在我国则占首位。男性发病率为女性的 3~4 倍，平均发病年龄是 68 岁左右。恶性肿瘤开始很小，生长在膀胱内壁，随着癌肿的扩散，可至整个膀胱肌层，甚至突破浆膜，浸润到周围的脂肪组织，如果不及时发现和治疗，最终将侵入血液和淋巴系统。膀胱肿瘤的患者能够做到越早发现、越早治疗，则疗效就越好。随着现代诊疗技术的进步，膀胱肿瘤患者 5 年存活率已从 1960 年的 50% 提升至现在的 90%。

2

认识膀胱疾病

★ 膀胱会患哪些疾病？

★ 膀胱疾病如何预防？

★ 什么样的人易患膀胱肿瘤？

膀胱是我们尿液生成、运输、排出过程中的一个重要储存器官，它如果生病了，会是什么样的病呢？从第 1 篇中，我们了解到膀胱疾病基本上可分为以下几种疾病：膀胱炎症、膀胱结石、膀胱肿瘤、膀胱畸形、神经源性膀胱等。在本节中，我们将详细地为大家揭秘这些疾病的前因后果。

膀胱炎

膀胱炎主要由特异性和非特异性细菌感染引起。特异性感染是指由膀胱结核引起的感染，非特异性感染是由大肠埃希菌（俗称大肠杆菌）、副大肠杆菌、变形杆菌、铜绿假单胞菌（俗称绿脓杆菌）、粪链球菌、金黄色葡萄球菌感染所致。两种致病感染源都可以经尿道或血液进入到膀胱，定植在膀胱黏膜内。

患者的表现分急性和慢性两种。急性膀胱炎发病突然，排尿时有烧灼感，并在

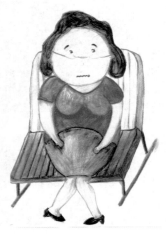

图2-1 尿急

尿道区有疼痛，或伴有尿急和严重的尿频。医学上称"尿急、尿频、尿痛"，也称为"膀胱刺激三联征"，是判断膀胱炎症的重要线索。"尿急"是指一旦有想小便的感受，就必须立即上厕所，不能等待（图2-1）。"尿频"是指小便的频率增加了，正常人白天需要小便4~6次，入睡后夜间小便0~1次，如果大于这个频率，就可以称为"尿频"了（图2-2）。"尿痛"是指小便的时候，感觉膀胱或尿道处有疼痛（图2-3）。严重的膀胱炎患者还会出现血尿，如在排尿结束时，有肉眼血尿排出，医学上称之为"终末血尿"。

医生会根据患者"尿急、尿频、尿痛"的病史，以及尿常规检查中红细胞、脓细胞、细菌计数等，即可诊断为急性膀胱炎。慢性膀胱炎与急性膀胱炎相似，但通常无高热，其他症状可持续数周或间歇性发作。患者往往有乏力、消瘦并出现腰腹部及膀胱会阴区不舒适或隐隐作痛的症状。对于慢性膀胱炎的患者来说，最重要的是，查明致病菌的种类，针对性地选择有效的抗菌药物规律治疗。

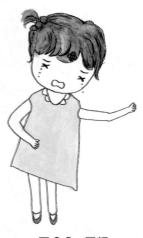

图2-2 尿频

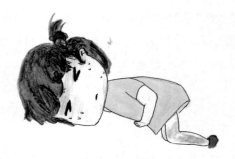

图2-3 尿痛

急性单纯性膀胱炎患者如果经及时治疗和采取一定的预防措施后，总体预后往往较好。但若未及时治疗，迁延成慢性病，其症状可持续数月，虽会逐渐自行缓解，但当患者机体免疫力下降，易复发。

除了常见的急、慢性膀胱炎分类之外，膀胱炎症还有其他的类型。

（1）间质性膀胱炎：是一种特殊的慢性膀胱炎，多见于女性患者。膀胱镜检查则表现为：膀胱容量缩小，膀胱壁有黏膜下出血。本病的原因不明，查不出确切的细菌、病毒、真菌感染的证据，抗菌药物治疗往往无效。

（2）腺性膀胱炎：膀胱黏膜水肿，具有腺样结构增生，伴有炎细胞浸润，多见于中年女性。可采用手术治疗，并去除发病因素。

（3）气性膀胱炎：常发生于糖尿病患者，由于膀胱壁内葡萄糖被细菌侵入后发酵，导致黏膜的气性外形。抗菌药物治疗后气体消失。

（4）坏疽性膀胱炎：膀胱外伤后感染炭疽杆菌的结果，严重时可伴有膀胱壁脓肿与坏死。有的患者在整个膀胱壁有坏疽性改变，需膀胱造瘘和抗菌药物冲洗。

（5）化学性膀胱炎：患者因为静脉使用一些化疗药物（如环磷酰胺），其代谢产物从膀胱排出，刺激膀胱黏膜引起毛细血管扩张、出血，甚至膀胱的黏膜和肌肉层出现纤维化，导致膀胱挛缩。

（6）放射性膀胱炎：膀胱接受大剂量放射线照射后，就可能出现放射性膀胱炎。其临床的主要表现为肉眼血尿。

膀胱结石

膀胱结石，顾名思义是指膀胱内形成的结石，可以是原发性的，也可以是继发性的。原发性膀胱结石多由营养不良引起，常见于儿童，目前发病率呈逐年下降趋势。继发性膀胱结石常见于老年男性，尤其多见于患有前列腺增生或尿道狭窄的患者；此外，感染、膀胱异物（如手术缝线、吻合钉）、代谢性疾病、膀胱颈部肿瘤等，均可引起尿液滞留膀胱而引发膀胱结石形成。

患者的症状主要是疼痛和血尿，其程度与结石的部位、大小、活动度等因素有关。医生会通过腹部平片、B超等检查来发现患者结石的大小、形状、数目。如果患有膀胱结石，应尽早到医院查明原因取净结石，并纠正结石成因；伴发感染时，应用抗生素治疗。

膀胱结石的发病原因是多样的，一些是由遗传因素和不良的生活习惯引起。首先要了解自己的家族成员中有没有结石的患者，如果自己是结石体质，那么需要在饮食上更加注意，甚至需要服用一些药物来纠正机体的代谢不稳态。此外，养成良好的生活习惯，平时多饮水，日饮水量最好达 2 000 ml 以上；定时排尿，切忌憋尿；饮食清淡，忌食碳酸饮料及油腻、高蛋白质饮食；平时多运动，避免久坐不动。

膀胱良性肿瘤

膀胱肿瘤并不都是恶性的，有少部分肿瘤可能为良性病变，但若不及时诊治也存在恶化的风险。因此，了解和认识膀胱的良性肿瘤也有助于患者理性全面地审视疾病，在缓解"谈瘤色变"的心理压力的同时及早选择恰当的治疗方法，将恶变风险扼杀于"萌芽之中"。

（1）**膀胱尿路上皮乳头状瘤**：膀胱尿路上皮乳头状瘤占膀胱肿瘤的 1%~2%，是膀胱最常见的良性肿瘤。多发生在膀胱侧壁和三角区。内翻性乳头状瘤是最常见的类型（图 2-4，2-5）。临床表现以无痛性肉眼血尿、排尿困难和尿路刺激症状为主。膀胱镜下表现为：单发、乳头状，有蒂或无蒂，表面光滑，血管纹理清晰，直径 <3 cm 的肿瘤。在病理上很难与低度恶性乳头状瘤相鉴别。目前认为经尿道膀胱肿瘤切除术（TURBT）是其治疗的"金标准"。但如果肿瘤较大或呈浸润性生长时，可考虑行膀胱部分切除术。虽然其为良性肿瘤，但也有很多切除术后复发的报道，所以部分学者认为其生物学行为有恶性潜能，术后需要长期膀胱镜随访检查。

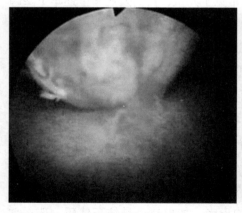 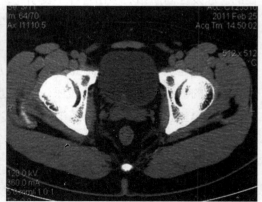

图 2-4　内翻性乳头状瘤膀胱镜下表现　　图 2-5　膀胱内翻性乳头状瘤 CT

（2）**膀胱平滑肌瘤**：起源于膀胱间叶组织的良性肿瘤，占膀胱肿瘤的 0.4‰~0.5%。通常位于膀胱三角区，男女发病比例约为 1:3，高发病年龄为 50~70 岁。其病因和发病机制尚不明确。膀胱平滑肌瘤可分为黏膜下型、浆膜下型和壁间型 3 种。其临床表现主要为排尿困难、尿路刺激和血尿，部分患者可无症状。该病的诊断主要依靠膀胱 B 超（图 2-6）、膀胱镜及活组织检查，排泄性尿路造影、CT（图 2-7）、MRI。B 超可作为首选检查，明确肿瘤大小、位置、与周围组织毗邻关系。

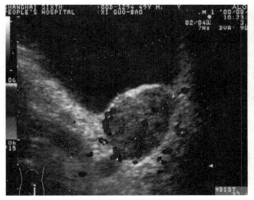

图 2-6　膀胱平滑肌瘤 B 超

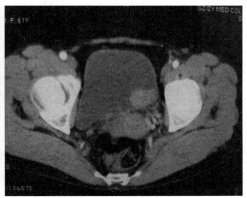

图 2-7　膀胱平滑肌瘤 CT

治疗膀胱平滑肌瘤的手术包括：经尿道膀胱肿物电切术、经尿道膀胱肿瘤剜除术、膀胱部分切除术和肿瘤剜除术这几种手术方式。具体手术方式的选择以肿瘤大小、位置及范围而定。位于膀胱三角区的肿瘤偏大、近膀胱颈口的肿瘤以及黏膜下型平滑肌瘤，可采用 TURBT 术来减低膀胱穿孔的风险，并解除排尿梗阻的症状。虽然其为良性肿瘤，目前尚无该瘤复发、恶变和转移的报道，但术后也需要进行常规泌尿系 B 超或膀胱镜检查。

（3）**膀胱错构瘤**：错构瘤又称血管平滑肌脂肪瘤，由成熟脂肪组织、厚壁血管和平滑肌以不同比例组成，无自主性生长能力，属于瘤样病变。多发生在肾脏，膀胱内的错构瘤十分罕见，大多发生于儿童，系胚胎发育过程中，某些胚芽成分弥留于膀胱造成的。值得注意的是，卡介苗膀胱灌注后可出现继发性的膀胱错构瘤样改变。

临床表现与肿瘤大小和位置相关，由于错构瘤的特殊组织结构，B 超检查的强回声区和 CT 检查对脂肪密度的诊断均有重要意义。但是其确诊主要依靠组织病理学。镜下表现：Brunn 腺的结节样聚集，可伴有不同程度的化生改变。膀胱错构瘤属于良性肿瘤样病变（图 2-8、2-9）。完整手术切除是主要的治疗手段，多采用TURBT 术，预后良好。目前尚无其复发、浸润和转移的相关报道。

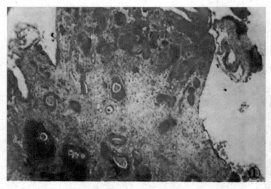
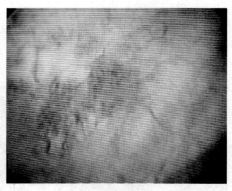

图 2-8　膀胱错构瘤病理表现 HE 染色　　　图 2-9　卡介苗膀胱灌注后错构瘤样改变

（4）其他良性肿瘤：膀胱神经纤维瘤是一种非常少见的良性非上皮性肿瘤，大部分发生于神经纤维瘤病患者，可发生于任何年龄段，男性多于女性，主要症状为血尿、尿痛、排尿困难及膀胱刺激症状，有时可伴有尿道、阴茎、精囊和阴囊的浸润。本病的确诊主要靠病理诊断。目前无公认的治疗方案，多数人认为鉴于膀胱部分切除术的复发率较高，建议行根治性切除术治疗。

　　膀胱嗜铬细胞瘤十分罕见，好发于膀胱三角区，其次是膀胱顶壁和侧壁。临床表现为阵发性高血压、面色苍白、易出汗等，多数在膀胱充盈或排尿时发作，膀胱排空后缓解。主要依靠术后病理确诊。手术切除是主要的治疗手段。

膀胱恶性肿瘤

　　膀胱恶性肿瘤多为尿路上皮细胞癌。好发于膀胱侧壁、后壁，其次为三角区、顶部。可单发，亦可多发。伴或不伴肾盂、输尿管、尿道肿瘤。膀胱恶性肿瘤的发病率仅次于前列腺肿瘤，居泌尿系统肿瘤发病率的第 2 位。男性发病率为女性的 3~4倍，年龄以 50~70 岁为多见。

　　那是什么原因导致膀胱恶性肿瘤的发生呢？它的发生原因复杂多样，包括内在遗传、生活习惯、外在环境、慢性感染等。

（1）遗传因素：主要是如果家族中曾有患膀胱恶性肿瘤的人，发生率则明显增加；遗传性视网膜母细胞瘤患者的膀胱恶性肿瘤的发生率也会明显增加。

（2）生活习惯：吸烟是目前最为肯定的膀胱恶性肿瘤致病因素。40% 的膀胱恶性肿瘤由吸烟引起，吸烟者膀胱恶性肿瘤的发生概率是普通人群的 2~4 倍。吸烟者吸入尼古丁的量越大、烟龄越长，其发生膀胱恶性肿瘤的危险率就越高。另外，长期饮用含砷、氯等化学物质的人群，经常饮用咖啡和苏打水、食用人造甜味剂和摄入大量脂肪、胆固醇、油煎食物的人群，以及进行盆腔放疗的患者等，都是膀胱恶性肿瘤的易发人群。

（3）外在环境：长期在含有芳香胺类化合物的工业化学品环境中工作，也是导致膀胱恶性肿瘤的危险因素，包括从事纺织、染料制造、橡胶化学、药物制剂、杀虫剂、油漆、皮革、制铝、制钢等工作的人群。长期吸入柴油机废气，也可增加膀胱恶性肿瘤的发生风险。另外，现在很多人喜欢染发，经常改变自己的发色来追赶生活的时尚，这也是膀胱恶性肿瘤的诱因。

（4）慢性感染：长期因细菌、血吸虫、人乳头瘤病毒（HPV）、结石等导致的尿路感染，迁延不愈，也会引发膀胱恶性肿瘤。据调查，非洲国家的膀胱恶性肿瘤患者，90% 以上是由血吸虫感染所致的鳞状细胞癌。

那么什么年龄段的人群好发生膀胱恶性肿瘤呢？膀胱恶性肿瘤可以在任何年龄发生，甚至是儿童。一般来说，45 岁之前的年轻人，膀胱恶性肿瘤的发病率较低；自 45 岁之后，发病率逐渐开始升高，发病的高峰在 60~80 岁。

3

患有膀胱疾病时该做哪些影像学检查

★ 泌尿系统影像学检查包括哪些项目?

★ 检查膀胱疾病的方法有哪些?

★ 如何正确选择检查项目?

★ 电子超声膀胱软镜具有哪些优势?

泌尿系统影像学检查可以提供泌尿系统解剖及生理方面的信息,主要包括超声检查、电子超声膀胱软镜、常规放射检查、计算机体层成像、磁共振成像等。每种检查方法都各具优势。如果您是一名膀胱疾病患者,面对如此众多的检查项目,也许经常困扰您的问题就是如何正确选择检查项目,把钱花到刀刃上。下面就为您做简要的介绍。

超声检查

超声检查具有无痛苦、无创伤、经济简便的优点,广泛应用于膀胱疾病的筛查和随诊之中。其原理是超声探头内的晶体发射超声波,被人体不同组织反射回探头,探头和超声装置将返回的信息转变为可视的组织图像。膀胱超声可以通过经腹、经直肠或经阴道等途径实施。膀胱的充分扩张可以提高成像质量,因此超声检查前患者需要喝水憋尿。

超声可以检查膀胱壁的病变。当膀胱壁出现不对称增厚则一般提示膀胱黏膜或浸润性病变。超声还可发现直径大于 0.5 cm 的膀胱肿瘤（图 3-1），并可发现膀胱壁以外或邻近脏器病变的浸润及淋巴结转移情况。所以超声可以查膀胱内的病变，例如膀胱内血凝块、膀胱结石、膀胱异物等。超声能分辨出 2 mm 以上的结石，而且不受结石性质的影响。

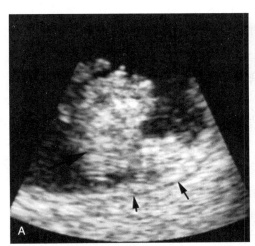
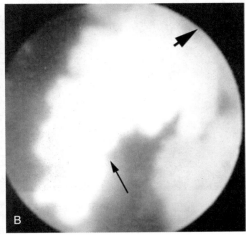

图 3-1　A 图为超声显示膀胱肿瘤位置及与周围组织之间的关系；B 图为相应肿瘤镜下所见

电子超声膀胱软镜

因为传统经腹超声检查对于膀胱疾病的诊断存在以下不足：超声的成像质量与穿透深度是成反比的，受腹壁厚度的限制，传统超声对于膀胱内小于 1 cm 的占位常漏诊；超声检查必须充分充盈膀胱，部分患者因膀胱无法满意充盈而影响检查的准确性；对于明确的膀胱占位性病变也无法准确判断其浸润深度。

为弥补传统超声检查的不足，上海长海医院泌尿外科申请获得了电子超声膀胱软镜的国家专利。膀胱软镜不仅能持续保证操作过程患者的舒适感，而且结合超声能同步显示膀胱腔内实物和超声的两种图像，明显提高操作的指向性和可控性，并有助于鉴别肿瘤是否浸润肌层。电子超声膀胱软镜可以全方位观察膀胱内病变，并可以观察膀胱病变侵及的广度和深度，还可窥及膀胱软镜无法发现的输尿管末端病变，使下尿路疾病诊断和治疗质量明显提高。

常规放射检查

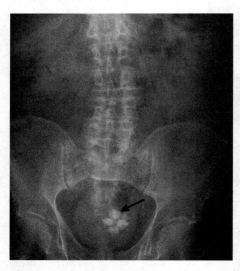

图 3-2　腹部平片可清晰显示膀胱结石与周围组织之间的关系

常规放射检查包括泌尿系统平片、静脉肾盂造影和膀胱尿道造影等。

泌尿系平片主要用于泌尿系统结石患者的诊断和随访。90％以上的结石为 X 线不透光的含钙结石，表现为尿路走行区的高密度钙化影。所以您如果患有膀胱结石，一张盆腔 X 线片就能清楚地显示出膀胱内结石的大小和形状（图 3-2）。

静脉尿路造影（IVU）是适用于多种尿路疾病的检查。IVU 主要根据集尿系统和引流系统管道的梗阻、充盈缺损及变形等异常影像来诊断疾病，对病变定位准确，尤其适用于上皮肿瘤及血尿的检查和诊断。

较大的膀胱肿瘤行 IVU 检查，可见到膀胱内充盈缺损的程度，并了解上尿路是否同时伴发肿瘤。值得注意的是，如果您对碘过敏或是患有严重肝肾及心血管疾病，应该禁行此项检查。

膀胱尿道造影是诊断下尿路疾病的重要检查方法，用于了解下尿路的解剖及功能异常。逆行膀胱造影和排泄期膀胱尿道造影是较为常用的两种方法。逆行膀胱造影指经导尿管注入造影剂显示膀胱形态，可用于诊断膀胱破裂或漏尿；排泄期膀胱尿道造影指在排尿过程中连续摄片，主要用于评估膀胱的解剖结构和功能有无异常，常用来诊断膀胱输尿管反流、神经源性膀胱及膀胱颈梗阻等疾病。

计算机体层成像

计算机体层成像（CT）是利用 X 线对人体进行断层扫描，经计算机处理后获得重建图像，其分辨力明显高于超声和 X 线平片。在 CT 中，膀胱壁弥漫性增厚常见于膀胱炎症；膀胱壁局限性增厚主要见于膀胱肿瘤；与膀胱壁相连的腔内肿物可能为血块、结石或肿瘤，需要根据病变区密度进一步分析。CT 还可进行尿路重建，了解上尿路的情况。

磁共振成像

磁共振成像（MRI）是利用原子核在磁场内发生共振所产生的信号经重建后成像的影像技术。主要用于观察膀胱肿瘤的浸润深度及邻近脏器的受累情况，也可用于判断其他盆腔肿瘤对膀胱的浸润情况。MRI 不使用碘化造影剂，尤适用于肾功能不全者。

4

患有膀胱疾病时该做哪些实验室检查

★ 尿频、尿急、尿痛时需要做哪些化验?

★ 发生了血尿后该做哪些化验?

随着大量先进仪器设备和新技术的广泛应用,实验室检查在膀胱疾病诊治中的地位也日益凸显。实验室检查能为膀胱疾病的诊断和治疗提供重要信息。下面给大家简要介绍一下常见膀胱疾病的实验室检查项目。

尿液检查

(1) 尿常规检查:是医学检验"三大常规"项目之一,包括尿色透明度、酸碱度、红细胞、白细胞、蛋白质、酮体、胆红素等指标,其中值得一提的是,离心沉淀尿中每高倍视野 ≥ 3 个红细胞时称为镜下血尿。较长时间的镜下血尿应警惕膀胱肿瘤的发生。膀胱肿瘤所致血尿可为间歇性,所以尿常规正常仍然不能排除膀胱肿瘤,千万不能大意了。正常尿液中,可能有少量白细胞,如每高倍镜视野中超过 5 个,则为镜下脓尿,提示泌尿系统化脓性炎症存在。

（2）**尿细菌培养 + 药敏**：是指对正常尿液里的细菌进行培养。正常尿液应是无菌液体，但人体的泌尿生殖道外表有各种细菌存在，例如女性阴道内由于 pH 偏低，一般没有致病菌存在，但是寄生着许多乳酸杆菌等条件致病菌。随着 pH 的改变，正常菌群也会随之发生改变。所以做尿培养应无菌留取尿液（留尿前清洗和消毒外尿道），排除外界细菌干扰，才能准确地检测尿液是否存在细菌，是致病菌还是条件致病菌。当清洁中段尿菌数超过 100 000 个 /ml，可诊断为尿路感染。

（3）**尿脱落细胞学检查**：是检测膀胱癌和术后随诊的必要方法之一，能够检测出较高级别的肿瘤。结果阳性意味着泌尿系的任何部位（包括肾盏、肾盂、输尿管、膀胱和尿道）存在尿路上皮癌的可能。尿脱落细胞检查的阳性率受肿瘤分化程度的影响，原位癌分化差，细胞黏附能力较差，易于脱落，适用于尿脱落细胞学检查，但仍有 20%~30% 的假阴性结果。

（4）**荧光原位杂交（FISH）技术**：是细胞遗传学、分子生物学及免疫学技术相结合而产生的新技术，是在放射性原位杂交的基础上发展起来的一种非放射性原位杂交技术。作为分子细胞遗传学的主要研究方法之一，近年来被用于染色体数目和结构畸变的研究。该方法具有很高的灵敏性及特异性，也具有直观性和重复性好的优点，FISH 已经广泛应用于泌尿系尿路上皮肿瘤的诊断、治疗和术后随访中。其探针能较长时间保存，能多色标记，简单直观，对遗传学改变能进行细胞水平的定量分析。这些优点使其成为肿瘤分子诊断的一种重要工具，在膀胱肿瘤诊断中的地位也越来越重要。当然，还有一些通过检测尿液中蛋白质（NMP22，BTA）或其他物质诊断膀胱癌的方法。BTA（膀胱肿瘤抗原）检测是膀胱肿瘤细胞释放蛋白水解酶降解基底膜而形成的高分子复合物。目前，临床上常用 BTA Stat 法进行检测。BTA Stat 法是一种酶联免疫检测法，其可辅助早期膀胱肿瘤的诊断，但当患者有炎症和血尿时可出现假阳性的结果。

血液检查

（1）**血常规检查**：血液中红细胞数量最多，细胞内含有一种红色的能携带氧和二氧化碳的特种蛋白质，称为血红蛋白。红细胞数量增减与血红蛋白增减基本一致，两者计数、计量低于正常，就是通常俗称的贫血。膀胱癌晚期，因肿瘤反复出血，会造成患者严重贫血。急性肾盂肾炎等则常表现为血白细胞明显升高。

（2）肾功能检查：是一项用于判断肾脏功能是否正常的检查方法。肾功能检查包括血肌酐、血尿素氮、血尿素、血尿酸等。当膀胱肿瘤位于输尿管口时，会造成梗阻，梗阻以上部位因尿液排出不畅而压力逐渐增高，管腔扩大，最终导致肾脏积水、扩张，肾实质变薄、肾功能减退。

（3）血沉检查（ESR）：将抗凝血放入血沉管中垂直静置，红细胞由于密度较大而下沉，通常以红细胞在第一小时末下沉的距离表示红细胞的沉降速度，称为红细胞沉降率，简称血沉。血沉速度的快慢与血浆黏度，尤其与红细胞间的聚集力有关系。红细胞间的聚集力大，血沉就快，反之就慢。因此，临床上常用血沉作为红细胞间聚集性的指标。血沉可以反映身体内部的某些疾病，如结核病、风湿性关节炎、恶性肿瘤、急慢性肝炎、肝硬化以及各种感染等，都会使血沉增快。

（4）血 T-SPOT 检查：该检查具有非常高的敏感度和特异性，是泌尿系结核感染快速、准确的检测手段。无痛性尿频是泌尿系结核最突出的症状，可伴有血尿、腰痛、脓尿等。

5

膀胱镜检查为何是诊断的 "金标准"

★ 什么是膀胱镜检查?

★ 检查前后需要注意些什么?

★ 软镜比硬镜好在哪里?

★ 什么是超声膀胱软镜?

★ 各种新型膀胱镜都有哪些优点?

　　本篇我们来谈谈膀胱镜检查如何在临床上应用于膀胱癌的诊断。膀胱肿瘤的筛检方法有尿液细胞检查、B超检查、膀胱镜检查、膀胱造影、静脉肾盂造影及CT等多种检查,因为恶性肿瘤的确诊必须获得病理依据,所以只有膀胱镜检查不仅可以在直视下观察到肿瘤的数目、位置、大小、形态和输尿管口的关系等,又可做活组织检查以明

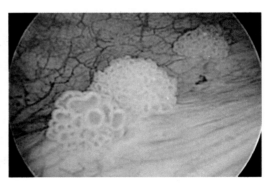

图 5-1　膀胱镜下膀胱癌

确诊断,为诊断膀胱癌的 "金标准"。图 5-1 为膀胱镜下膀胱癌的图片。

　　传统膀胱硬镜是内镜的一种,外形与细长的探针相似,由电镜鞘、检查窥镜、输尿管插管窥镜及镜芯这 4 部分构成，并附有电灼器、剪开器和活组织检查钳等附件。

应用范围

膀胱镜检查不仅在膀胱肿瘤诊断中占有极其重要的地位，还可用于其他疾病的诊断和治疗，例如尿道及膀胱异物、结石的确诊及取出，输尿管逆行插管的检查与治疗等。当常规检查仍不能明确诊断尿道、膀胱及输尿管管口时，也可用膀胱镜进行检查。

麻醉选择

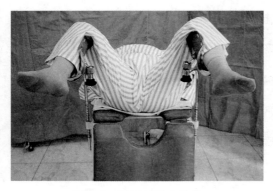

图 5-2　膀胱镜检查体位

膀胱硬镜检查采用膀胱截石位（图 5-2），可酌情选用表面麻醉、骶管麻醉、硬膜外麻醉，小儿患者选用全身麻醉。一般在门诊行膀胱镜检查，局部表面麻醉的效果已经足够。表面麻醉常用 0.25% 丁卡因或 1% 利多卡因来做麻醉剂，男性注入 10 ml，因女性尿道具有短、直、宽的特点，一般不需要使用表面麻醉也可以进行膀胱镜检查。对于极个别疼痛敏感患者，特别是血尿致镜检视野模糊者，怀疑单发浅表性膀胱肿瘤，需镜检同时电切处理，可采用静脉麻醉，延长麻醉时间，提升效果。

检查前后的注意事项

读到这里，有些读者可能会问，那我检查前需要做些什么准备？做完检查后会有什么并发症吗？

一般在膀胱镜检查前，医生会给患者进行一些相关检查和准备工作，其中包括血常规、尿常规、出凝血时间等，并给予患者口服抗生素。这些检查与准备工作都是为了提高膀胱镜检查的准确性和安全性，请患者朋友们务必遵嘱执行。若相关检查有异常，则暂时不能接受膀胱镜检查，比如有些患者正患有严重的尿路感染、处在发热期间、存在出凝血功能障碍、存在血糖控制不稳，或女性患者正处在月经期等。

相关并发症

关于传统膀胱硬镜检查可能引起的并发症，虽然目前还不能完全杜绝，但是，在一些医疗经验丰富的单位，并发症的总体发生率在不断降低，出现严重并发症更是微乎其微。最常见的并发症是血尿和感染。血尿一般不严重，无需特殊处理，多饮水很快可以自愈，对于膀胱肿瘤等出血严重者，可用止血药。检查后发生的感染主要由于逆行感染，患者应多饮水并服用抗生素治疗。

传统膀胱镜虽然是目前膀胱尿道疾病最直观准确的诊断手段，但传统膀胱镜为金属材质，管径较粗，对尿道周围组织损伤较大，且不可弯曲，检查时存在盲区。针对硬镜的不足，1984 年膀胱软镜应运而生。软镜有以下优点：①无盲区：它的末端可以任意角度旋转，不放过任何一个角落。②损伤小：软镜镜体柔软，管径较细，就像一根橡皮管，在表面麻醉下插入时几乎无损伤无痛苦，尤其能减轻膀胱癌术后需反复行膀胱镜检患者的痛苦。③视野清：软镜极少造成损伤性血尿，且它还带有吸引装置，随时清除阻碍视野的漂浮物，保证清晰的视野。④体位要求低：不像硬镜检查患者必须是截石位，无论侧卧位、仰卧位还是截石位，都可以进行软镜检查，特别适合严重关节炎、偏瘫等无法采取截石位的患者。

膀胱软镜（图 5-3）问世以来，明显减轻了患者检查时的痛苦，但其缺点是无法明确肿瘤侵犯的深度，且在膀胱内视野欠佳的情况下无法进行检查。超声内镜在临床的应用日渐广泛，其疗效已获肯定，已成为无法替代的重要诊疗工具。长海医院

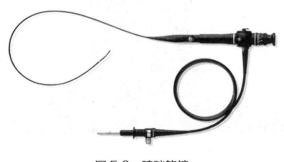

图 5-3 膀胱软镜

在膀胱软镜末端装上简单、价廉的超声探头，就形成了能看能"探"的"超声膀胱软镜"（图5-4），检查时能同步显示膀胱腔内实物和超声的两种图像，将病变范围和深度一探到底。我们率先采用"超声膀胱软镜"辅助膀胱癌术前分期诊断，初步研究表明该检查便捷微创，不仅减少了患者痛苦，还使术前超声内镜分期与术后病理分期符合度较高，对选择治疗方法有重要指导意义（图5-5）。

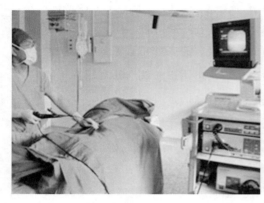

图 5-4　膀胱软镜检查

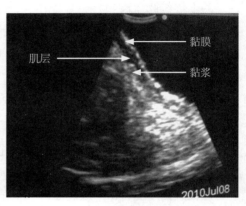

图 5-5　超声膀胱软镜图像

随着光学材料、镜体外鞘和工作管腔直径等制造工艺的改进，又形成了如窄带成像膀镜、共聚焦激光电子膀胱镜、光学相干断层扫描膀胱镜等新技术，明显提高诊断的准确性，我们也为大家做一个简单的普及。

窄带成像膀胱镜（narrow band imaging，NBI）（图5-6）目前已商品化，它是将

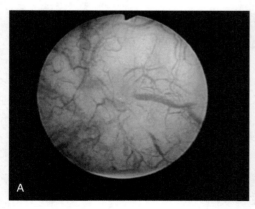

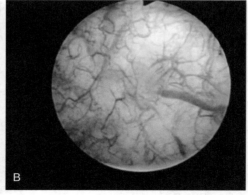

图 5-6　不同膀胱镜下的原位癌

A. 普通膀胱镜；B. 窄带膀胱镜

窄带成像和膀胱镜相结合的一种技术。肿瘤组织中的血管相对正常组织较丰富，窄带成像膀胱镜就像普通膀胱镜带了一副"有色眼镜"，专门辨认血红蛋白，有的看似正常的黏膜在窄带成像膀胱镜之下显示出纠集的血管，它们很可能就是原位癌，还有肉眼无法辨识的微小"卫星灶"也能在 NBI 下显露无遗。

给膀胱软镜戴上另一种极高倍数的放大镜——共聚焦激光显微内镜（CLE）（图5-7），就形成了共聚焦激光电子膀胱软镜，它能观察到黏膜及黏膜下层的组织结构，从而能有效识别癌前病变。目前国外研究已经将共聚焦激光显微内镜用于诊断早期消化道肿瘤及癌前期病变，长海医院已经设计出了共聚焦激光电子膀胱软镜，它的应用前景非常光明。

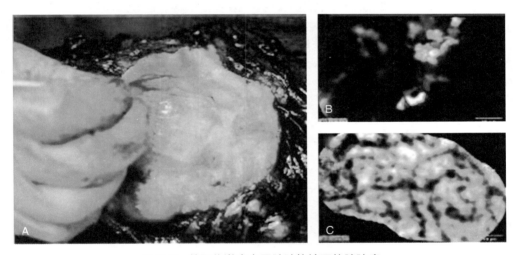

图 5-7　共聚焦激光电子膀胱软镜下的膀胱癌

将红外光断层成像技术和膀胱镜相结合，得到光学相干断层扫描（OCT）膀胱镜（图5-8）。红外光在组织中不同物质中的反射强度不同，它和超声类似，也能观察组织横断面，从而有助于判断膀胱肿瘤是否肌层浸润，指导术前诊断、手术范围和手术深度。但是光学相干断层扫描也有一定局限性，容易认错对象，有些膀胱慢性炎症导致的黏膜改变就会被光学相干断层扫描误认为是恶性肿瘤；其次它对肌层浸润的检测准确性还没达到广泛认可。

由于膀胱癌具有多灶性、复发性等特点，且是否浸润肌层是判断疾病严重程度的重要指标，现今膀胱镜检查在膀胱癌诊断及监测中的"金标准"地位不可撼动。膀胱镜与新兴技术结合，必将使它如虎添翼，使膀胱镜成为稳、准、狠的"鹰眼"！

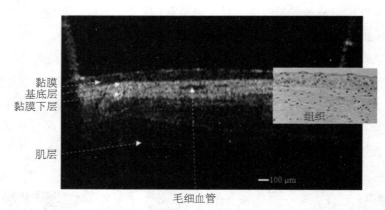

图 5-8　光学相干断层扫描膀胱镜下的膀胱组织

6

什么是尿动力学检查

- ★ 为什么需要做尿动力学检查?
- ★ 检查前后的注意事项如何?
- ★ 常见的尿动力学检查包含哪些项目?

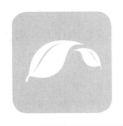

什么是尿动力学检查

尿动力学检查是泌尿外科常见检查方法,它主要依靠流体力学和电生理学的基本原理与方法,检测尿路各部压力、流率及生物电活动,从而了解尿路排尿的功能及机制,以及排尿功能障碍性疾病的病理生理变化。尿动力学可分为上尿路动力学和下尿路动力学,其中,下尿路动力学人为模拟患者储尿和排尿的过程,通过对膀胱及尿道压力和流率的测定,可再现患者的症状,以探究造成这些症状的原因,为疾病诊疗提供科学证据。如果把膀胱看作是一辆汽车的发动机,尿动力学检查就好比我们检测汽车的手段,用来查明发动机是无法输出动力,还是传动轴没有起到传输动力的作用等?

检查方法

不同的患者可选择具有针对性的检查项目来回答其储尿期和排尿期的问题。检查包括常用尿动力学检查和选用尿动力学检查两种。常用尿动力学检查包括尿流率测定、膀胱充盈期容积 – 压力测定、压力 – 流率测定及同步盆底肌电图测定，这些检查可以满足大多数排尿功能障碍患者的检查需求。

适用原则

由于尿动力学检查属有创检查，应避免不适当的使用。一般情况下，通过病史、体格检查及无创辅助检查即能明确病因的无需行尿动力学检查；患者有复杂的下尿路症状（如尿失禁、排尿困难等）、既往治疗效果不佳或准备接受有创治疗时应考虑行尿动力学检查；神经源性膀胱患者的诊疗非常依赖于尿动力学检查结果，因此建议尿动力学检查结果作为治疗依据。

由于不同的尿动力学检查项目具有一定的针对性，故选择检查项目时首先应当深入了解患者的病史、体征及其他辅助检查结果，选择具有针对性的检查项目。

检查前后注意事项

（1）检查前的准备：接受检查时充分放松，提前了解尿动力学检查方法和配合的注意事项，以排除对插管的恐惧心理，消除检查中产生的不必要的主观因素。检查当日应排空大便，并避免使用泻药以免放置直肠测压管时引起便意。腹泻患者和女患者月经期延期做此检查。如治疗允许，停用作用于下尿路的药物48小时以上；服用抗凝药物的患者，行此项检查需停用抗凝药5~7天。行动不便或言语听力不佳的年老患者需家属陪同协助。检查前1小时饮水250 ml，尽量憋尿2~4小时，留置导尿管或膀胱造瘘管患者不需要做此准备。

（2）检查后的注意事项：适当多饮水，起到冲洗尿道的作用，必要时口服抗生素，防止泌尿系感染。因检查中需要置管，检查后有可能出现不适感，部分患者可能会出现尿频、尿痛等刺激症状,甚至偶尔出现血尿。但上述症状可在检查后自行缓解,如症状加重应及时就医。

检查项目简介

(1)**排尿日记**:是一项半客观的检查项目,记录方便,成本较低,便于患者在不影响日常生活的同时,为就诊医生提供重要的诊断依据。一般建议记录 2~3 天以上以得到可靠的结果,排尿日记检查具有无创性和可重复性的特点。

(2)**尿流率测定**:是一种简单的无创检查方法。可用于下尿路功能障碍患者的初筛,也可与其他尿动力学检查项目同步联合测定,如压力 - 流率测定、压力 - 流率 - 尿道括约肌肌电测定等。

(3)**充盈期膀胱压力容积测定**:用于评估受检者储尿期膀胱的功能容量、感觉功能、顺应性、稳定性等。可用于膀胱功能障碍性疾病的诊断、病因分析和治疗方法的选择。此项检查是模拟正常状态下的膀胱在充盈期和储尿期的"压力 - 容积"的变化,并以曲线的形式记录,能准确记录充盈期膀胱的感觉、膀胱顺应性、逼尿肌稳定性、膀胱容量等指标。同时也记录膀胱充盈过程中是否伴随尿急、疼痛、漏尿、自主神经反射亢进等异常现象。

(4)**压力 - 流率的测定**:同步测定排尿期逼尿肌压力和尿流率,并分析两者之间的相关性以确定尿道阻力的方法,可用于鉴别排尿功能障碍的原因,包括膀胱出口梗阻、逼尿肌收缩力状况、逼尿肌 - 括约肌协调性。

(5)**肌电图检查**:用以记录尿道外括约肌、尿道旁横纹肌、肛门括约肌或盆底横纹肌的电活动,间接评估上述肌肉的功能状态。可反映整块肌肉的收缩和舒张的状态。检查时常规同步进行充盈期膀胱测压或压力—流率测定,并能反映逼尿压力变化与尿道外括约肌活动的关系、排尿期逼尿肌收缩与外括约肌活动的协调性。

选用其他检查项目简介

选用尿动力学测定有影像尿动力学、尿道压力测定、漏尿点压力测定、儿童尿动力学检查、盆底神经电生理检查及动态尿动力学监测等。我们这里讲一下这两种检查，首先是逼尿肌漏尿点压力测定。在膀胱充盈过程中，因膀胱顺应性下降，膀胱腔内压力随着充盈量的增加超过尿道阻力时产生漏尿，记录此时的逼尿肌压力；其主要用于评估因膀胱顺应性下降导致上尿路损害的风险。其次是腹压漏尿点压力测定，这是为患者进行各种增加腹腔压力的动作过程中出现尿液漏出时的膀胱腔内压（腹压与逼尿肌压的总和），其实质是测量造成漏尿所需的腹腔压力的最小值。用于评价压力性尿失禁患者的控尿功能。

影像尿动力学检查

　　影像尿动力学检查是目前国内广泛运用于复杂膀胱尿道功能障碍、尿路梗阻及尿失禁检查的先进技术，能在膀胱测压（充盈期和排尿期）和记录尿动力学参数的同时，显示和摄录 X 线透视或 B 超的下尿路动态变化图形。从而揭示下尿路疾病改变，指导复杂排尿功能障碍的病因判断（图 6-1、6-2）。

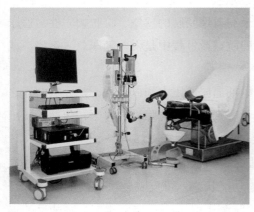 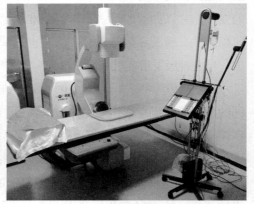

图 6-1　尿动力学检查仪器　　　　　图 6-2　影像尿动力学检查室

　　（1）影像尿动力学检查适应证：①神经源性膀胱尿道功能障碍；②前列腺手术后排尿困难和尿失禁；③男女性压力性尿失禁；④混合性尿失禁；⑤女性排尿困难；⑥可控性尿流改道。尤其在神经源性膀胱诊断方面（图 6-3），影像尿动力学检查是目前判断神经源性膀胱患者病理改变的最佳方法，故在有条件时，推荐神经源性膀胱患者积极选用影像尿动力学检查。

　　（2）影像尿动力学检查方法：影像尿动力学检查一般采用坐位或者斜坐位（图

6-3)。因造影剂不进入血液，故不做碘过敏试验。尿道留置 F_{6-8} 双腔导尿管，肛门留置气囊直肠测压管。患者检查前 7 天需停服相关药物，填写 5~7 天的排尿日记，进行 3 次自由尿流率检查。对于尿道的显示，X 线比 B 超更加清晰、准确。

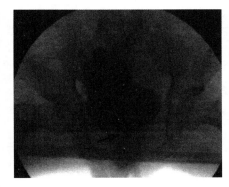

图 6-3　神经源性膀胱尿动力学检查影像，膀胱边缘不规则

7

膀胱内结石如何形成

★ 膀胱结石的病因有哪些？如何分类？

★ 形成膀胱内结石有哪些影响因素？

★ 膀胱结石有哪些临床症状？

　　虽然大家对膀胱结石可能不太熟悉，但是大家一定听过胆结石和尿结石，膀胱结石是尿结石的一种。膀胱结石的发病率存在着明显的地区、种族和年龄的差异，例如在印度、老挝、泰国、巴基斯坦、伊朗等地区，90% 的膀胱结石发生在 5 岁以下的儿童，营养不良成为发生膀胱结石的主要原因。在中国的不同地区，由于民族、年龄与膀胱结石的发病率存在着很大差异，这与我们的生活水平、生活习惯及婴幼儿喂养方式有密切的联系。

　　膀胱结石是指在膀胱内发生的结石，它形成的原因主要有 2 个方面：一是肾、输尿管的结石进入膀胱，尤其是离膀胱比较近的输尿管下段的结石；二是原发于膀胱的结石，这类结石常伴着尿路梗阻的存在。膀胱结石可分为迁入性、原发性及继发性 3 种，继发性结石是与尿流停滞、感染及异物有关的结石。男性的发病率高于女性，这主要是由于男性尿道长而细且弯曲，再加上老年男性易发生前列腺增生，增生的前列腺使尿路梗阻，导致尿潴留，继而诱发膀胱结石。

那么，形成膀胱结石的影响因素有哪些呢？下面就来介绍给大家。

第1种迁入性膀胱结石即结石是从非膀胱的地方迁入进膀胱，如根治性前列腺切除术中结扎背深静脉的丝线等，这种情况较少见。因此任何放置在膀胱附近的异物均有可能形成结石。迁入性结石形成于上尿路，进入膀胱并停留在那里，且多数小于1 cm。这种结石在成人的尿道很容易排出，但儿童的膀胱出口小，所以容易滞留。滞留的上尿路结石在膀胱里会越变越大，此类结石的发生与肾结石的代谢性因素有关。

第2种原发性（地方性）膀胱结石多由营养不良所致，与其他疾病无关，正常出现在没有梗阻，但是有局部疾病、神经源性疾病或已知感染的儿童中，主要是10岁以下儿童，发病高峰在3岁左右。首先，小儿易因喂养方式不善而易发生结石，如出生后数日，即以黏稠的糯米糊喂养婴儿，这种喂养法可使尿量浓缩，尿中草酸及尿酸含量增高，还可造成婴儿长期缺乏生长所需的蛋白质而导致营养不良性酸中毒，尿液呈强酸性易于尿酸盐沉淀形成结石。不过，只要改善营养，小儿膀胱结石是可预防的。营养和饮食的改进已经降低了膀胱结石的发病率。目前，膀胱结石总的发病趋势集中在经济发达地区，并由原来常见于小儿变为50岁以上的患者，膀胱结石现在主要是一种成人疾病，由于各种原因还会出现继发性膀胱结石。什么是继发性膀胱结石？通俗地讲，是由其他疾病或治疗引起的膀胱结石。容易引起膀胱结石的疾病有下尿路梗阻、感染、膀胱异物、代谢性疾病、神经源性膀胱等。另外，良性前列腺增生症随着人口寿命延长，发病率逐渐增高，它导致的梗阻、膀胱颈挛缩也是膀胱结石的主要原因。

75%以上膀胱结石与膀胱出口梗阻有关，常见于50岁以上的男性，多数与良性前列腺增生有关，也见于前列腺切除术后的患者。膀胱排空不全、尿流停滞被认为是膀胱结石形成的最大风险因素，前列腺增生引起排空不全是最常见的疾病。此类结石的主要成分是磷酸盐、草酸盐和尿酸（图7-1）。

虽然尿流停滞可能是膀胱结石的唯一原因，但感染通常是同时存在的成石因素。尿道出口梗阻造成的尿液残留在膀胱也会

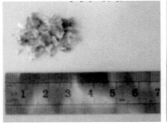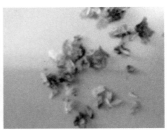

图7-1　膀胱结石形态

促进感染，这些因素可能一起导致结石形成。30% 的膀胱结石与尿路感染有关，最常见的是变形杆菌感染。长期留置导尿管也使患者处于尿路感染和结石形成的风险之中。

膀胱就像房子一样，是多种异物的临时贮藏所，结石则是由这些进入膀胱的异物形成。异物可分为自我置入性、医源性或迁入性。自体插入可能是由于自体性行为、心理障碍等因素。还有在尿流改道手术中应用的暴露于尿液的缝线及吻合钉周围也可以形成结石。

有症状的膀胱结石的典型表现包括间断性尿痛和血尿，尿痛的特征是运动或突然活动后加重，疼痛通常位于下腹部，但可放射到阴茎头、阴囊或会阴部，有时甚至可放射到背部及臀部，采取卧位可以减轻症状。较小的结石可自行排出，较大的结石可引起急性尿潴留。当出现排尿时突然尿流中断、终末血尿的症状，可以做出初步的判断。

8

膀胱结石如何选择治疗方案

★ 如何确定自己患上了膀胱结石？

★ 治疗方案有哪几种类型？

★ 膀胱结石如何选择治疗方案？

前面提到膀胱结石形成的因素有很多，大多数膀胱结石无症状，那么该如何确定患上了膀胱结石？除了上一张所提到的膀胱结石的典型表现外，还要根据病史、体检、B超、X线的检查来确定，必要时做膀胱镜检查。

膀胱结石还有一个较为明显的特征，就是部分患者会出现尿流突然中断的症状，当改变体位后能继续排尿。老一辈的农村人应该还记得有些小孩子在地上打个滚后继续撒尿的场景，这就是膀胱结石的警示。其余的非特异性症状包括：尿频、尿痛、血尿等。如果该膀胱结石是继发性，则可能是以其原发性病症的临床表现为主。

超声检查对诊断膀胱结石很有价值，通过B超可探查膀胱内结石的声影，从而发现透光性结石。X线检查也能显示绝大多数结石，但相当多的结石可能因为重叠的肠道气体、软组织阴影以及结石的漏光性而被误诊。所以膀胱镜检查是诊断膀胱结石最可靠、最准确的方法，它不仅可以看到X线显示不到的结石，还能查清结石的具体特征，同时可发现在结石治疗前需要处理的前列腺增大、膀胱憩室和尿道狭窄等问题。

治疗原则

膀胱结石的治疗原则是：取净结石，纠正结石成因。纠正结石形成的原因则尤其重要，否则易造成膀胱结石的反复发作。下尿路梗阻以及上尿路结石的掉落是目前膀胱结石产生的最主要原因，其他膀胱结石的产生也可见于膀胱异物、手术外伤后的并发症、先天畸形等。在我国经济发达地区下尿路梗阻是最主要的原因。所谓下尿路梗阻就是尿液从膀胱出口排出到体外的通道出现了狭窄或堵塞。其机制是肾和输尿管小结石及尿盐沉淀后排入膀胱，在膀胱排尿无梗阻的情况下，随尿排出。但当有下尿路梗阻时，如尿道狭窄、先天畸形、前列腺增生、膀胱颈部梗阻、膀胱膨出、憩室、肿瘤等，可使小结石和尿盐结晶沉积于膀胱而形成结石。这也是膀胱结石常见于男性小儿及老年人的原因。

前列腺增生引起下尿路梗阻，这是老年男性膀胱结石形成的最常见原因，此类患者往往有明显的下尿路梗阻、排尿困难的表现。对于药物治疗后仍有排尿不畅且最终形成膀胱结石的患者，解除下尿路梗阻症状是第一要素，并且应与取石同时进行。经典的前列腺外科手术方法有：经尿道前列腺电切术（transurethral resection of the prostate，TURP）、经尿道前列腺切开术（transurethral incision of the prostate，TUIP）以及开放性前列腺摘除术。目前经尿道前列腺电切术仍是前列腺增生手术治疗的"金标准"。其他此类方法与 TURP 的治疗效果相近，例如：经尿道前列腺电汽化术（TUVP）、经尿道前列腺等离子双极电切术（TUPKP）和经尿道等离子前列腺剜除术（TUKEP）等。

上尿路结石掉落引起的膀胱结石，初始体积并不大，可自行排出。但若合并膀胱出口轻度梗阻或其他某些情况下，结石就易囤积在膀胱中，则类似滚雪球效应，体积越来越大，最终必须采用手术方式取出。对于此类结石，在治疗膀胱结石的同时需治疗肾、输尿管结石，否则会造成膀胱结石的复发。

对于其他原因如代谢性疾病引起的膀胱结石，防治主要通过治疗原发病，纠正不良的代谢情况，改善营养等，同时运用手术方法处理已有的膀胱结石。

解除膀胱结石形成的原因后，多数已有、无法自行排出的结石可以通过药物及手术治疗来取尽结石。膀胱结石外科治疗方法包括腔内手术、开放手术和体外震波碎石术。

腔内治疗

经尿道膀胱结石的腔内治疗方法是治疗膀胱结石的主要方法，同时也是处理尿道狭窄、前列腺增生的方法。在手术中，先粉碎结石再将碎片从膀胱冲出。粉碎结石的途径有多种，包含经尿道激光碎石术、经尿道气压弹道碎石术、经尿道机械碎石术、经尿道膀胱超声碎石术和经尿道液电碎石术。经尿道激光碎石术治疗是目前治疗膀胱结石首选的方法，目前使用最多的是钬激光治疗，它是使用侧方或末端发射激光纤维接触并粉碎结石。钬激光还能同时治疗引起结石的其他疾病，如前列腺增生、尿道狭窄等。经尿道气压弹道碎石术是利用机械能粉碎结石，这个方法能够成功地粉碎结石，产生多个小碎片，对于体积大或特别坚硬的结石，气压弹道碎石比超声碎石效率更高，这种设备占用空间小，价格相对便宜，更适合普遍推行。

经尿道机械碎石治疗适用于 2 cm 左右的膀胱结石，它的方法是在膀胱镜直视下用碎石钳将结石抓住并用机械力将结石钳碎。经尿道膀胱超声碎石术和经尿道液电碎石术由于碎石效果不如激光碎石和气压弹道碎石，应用范围不广。

开放手术

这种手术治疗适用于较复杂的儿童膀胱结石、严重的前列腺增生或尿道狭窄、膀胱憩室内的结石、膀胱内围绕异物形成的大结石的患者。膀胱切开取石术目前在临床上很少被应用。合并严重内科疾病的膀胱结石患者，也不要太担心，可以先行导尿或耻骨上膀胱穿刺造瘘，等内科疾病好转后，再行腔内或开放性手术。

体外震波碎石术

体外震波碎石术（extracorporeal shock wave lithotripsy，ESWL），适用于儿童膀胱结石及成人原发性膀胱结石 <30 mm（图 8-1）。体外震波碎石术也可以用于那些

由于合并症不适合手术或拒绝手术的患者。但是由于它不能从根源上处理膀胱结石，所以结石复发率仍然比较高。

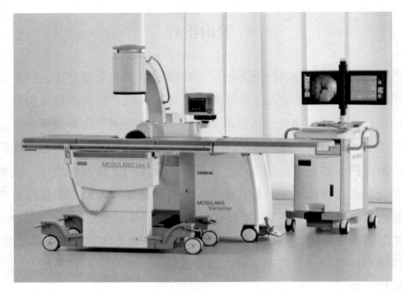

图 8-1　体外震波碎石仪

有人就要提出疑问了，我做过全膀胱切除，出现新膀胱结石怎么处理？全膀胱切除尿流改道后的新膀胱即贮尿囊是由肠管做成，肠道具有很强的分泌和重吸收作用。但是有学者研究后指出，尿流改道后可能会引起电解质代谢失调、感染，从而导致结石的形成，膀胱癌患者行全膀胱切除异位可控膀胱术后出现贮尿囊内结石的情况日益增多，治疗上多采用开放性贮尿囊切开取石以及经皮穿刺扩张后进入贮尿囊内碎石的方法，此类方法出现的并发症少，对输出道的抗尿失禁作用影响也小。

以上和大家分享了很多关于膀胱结石治疗方法的相关知识，膀胱结石是泌尿系统常见疾病，有时并发其他疾病。开放手术风险大、并发症多；微创手术以创伤小、恢复快的优势，逐渐取代开放手术，成为治疗泌尿系结石主要手段。患者可根据自身情况的不同，选择最适用于自己的手术方式。

9

结石患者的饮食需要注意哪些方面

★ 含钙结石的饮食防治?

★ 尿酸结石的饮食防治?

★ 磷酸钙或磷酸镁铵结石的饮食防治?

★ 胱氨酸结石的饮食防治?

随着人们生活水平的提高和饮食结构、生活习惯的改变,泌尿系结石的发病率和复发率也逐年上升。结石的发生虽然与种族、遗传、饮食习惯、自然社会环境等有关,但饮食结构才是决定一个地区尿石症发病率高低的基础,因为种族、职业、经济条件对结石形成的影响,都是通过生活方式和饮食结构来发挥作用的。所以食物中的糖、蛋白质、脂肪摄入过多都会导致尿液中结石成分的过饱和状态,是结石形成的条件。俗话说:"民以食为本",患者饮食结构不合理,是导致结石反复发作的重要因素。科学合理的饮食结构,通过控制某些诱发结石形成食物的摄入量,减少结石物质的产生,纠正尿液成分异常,才能达到抑制或阻止新结石形成的目的。

积极开展健康教育

针对泌尿系结石患者普遍缺乏有关结石治疗预防的基础知识和对疾病预防的足

够重视，向患者讲解结石的治疗、预防及营养食物对结石的影响的有关知识，提高患者自我保健和对饮食的自我控制能力。指导患者养成科学合理的饮食习惯，让患者在思想上真正理解术后科学合理的饮食结构对预防结石复发的重要作用。通过饮食干预，改变患者的饮食结构，纠正其不良的饮食习惯。

饮食注意事项

　　研究表明，超重是尿路结石形成的至关重要的因素之一，推荐尿路结石患者的体重指数（body mass index，BMI）维持在 18~22。所以保持合适的体重指数、适当的体力活动至关重要。每天饮水量宜超过 2 L，推荐每天的液体摄入量在 2.5~3.0 L，可起到稀释尿液、减少尿盐沉积的作用，从而防止尿石结晶形成和促进小结石的排出。特别是夏季和运动时，人们多汗、摄入液体不足都会导致低尿量，这时更要注意适当增加饮水量，以防结石复发。当然，饮水量也要全天均匀分配，所以夜间和清晨注意适当补水。关于饮水的种类，一般认为以草酸含量少的非奶制品液体为宜。饮用硬水会增加含钙结石的形成，应避免过多饮用咖啡因、红茶、葡萄汁、苹果汁和可口可乐，可以多喝橙汁、酸果蔓汁和柠檬水。

　　（1）含钙结石：如果一个人每天饮食中钙的含量低于 800 mg，就会引起体内的负钙平衡。低钙饮食虽然能够降低尿钙的排泄，但是可能会导致骨质疏松和增加尿液草酸的排泄。所以每天要摄入正常钙质含量的饮食，同时要限制动物蛋白和钠盐的摄入。具体是蛋白质总量应按每人每天 0.8~1.0 g/kg 计算，而钠的摄入量则应少于 2 g。正常范围或者适当程度的高钙饮食对于预防尿路含钙结石的复发具有临床治疗价值。但是，食用含钙以外的补钙剂对于结石的预防不利，不加控制的高钙饮食会增加尿液的过饱和水平。推荐多食用乳制品（牛奶、干酪、酸乳酪等）、豆腐和小鱼等食品。建议吸收性高钙尿症患者摄入低钙饮食。草酸钙结石患者尤其是高草酸尿症的患者应该避免摄入诸如甘蓝、杏仁、花生、甜菜、欧芹、菠菜、大黄、红茶和可可粉等富含草酸的食物。其中，菠菜草酸的含量是最高的，草酸钙结石患者更应该注意忌食菠菜。增加粗粮及水果和蔬菜的摄入，可稀释尿液中的成石危险因子，米麸可以减少尿钙的排泄，降低尿路结石的复发率，但要避免诸如麦麸等富含草酸的纤维素食物。维生素 C 经过自然转化后能够生成草酸。服用维生素 C 后尿草酸的排泄会显著增加，形成草酸钙结晶的危险也会相应增加，推荐每天维生素 C 的摄入不要超过 1.0 g。

（2）尿酸盐结石：预防尿酸结石的关键在于增加尿量、提高尿液的 pH 和减少尿酸的形成排泄这 3 个环节。增加新鲜蔬菜和水果，蔬菜和水果含有丰富的 B 族维生素和维生素 C，在体内的代谢产物呈酸性，由尿中排出。尿酸结石在碱性尿液中易于溶解，最好每隔 1~2 天食用 1 次由水果、果汁及生蔬菜组成的清凉饮食。宜食谷类粗粮为主，肉类少量食用，每天 100 g 以内，可吃鱼类、肉类、虾类、鸡肉等，每周 2 次。青菜和水果可任意选用，鸡蛋和牛奶应适当食用。避免高嘌呤饮食，富含嘌呤的食物有：动物的内脏（肝脏及肾脏）、家禽皮、带皮的鲱鱼、沙丁鱼、凤尾鱼、沙丁鱼、蛤蜊、蟹等。蔬菜类包括豌豆、扁豆及其他豆类、菜花、龙须菜及蕈类等。少食酒类及含酒精的饮料、浓茶（图 9-1）、咖啡、可可、强烈的香料及调味品。

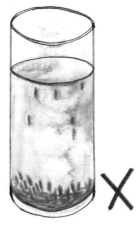

图 9-1 浓茶

（3）磷酸钙或磷酸镁铵结石：对于感染性结石，患者尿中磷酸镁铵呈过饱和状态形成磷酸盐结石，在预防泌尿系感染的同时还应注意多饮水，低钙低磷饮食，每天供给钙 700 mg，磷 1 300 mg。忌食含钙丰富食品，如牛奶、黄豆、豆腐、绿叶蔬菜等。含磷高的食物有动物蛋白、动物内脏及脑髓等。多食成酸性食品，供给米、面等成酸性食品，使尿液成酸性。

（4）胱氨酸结石：限制动物类成酸性食品，多食植物性成碱性食物，使尿液呈碱性。避免过多食用富含蛋氨酸的食物（大豆、小麦、鱼、肉、豆类和蘑菇等），低蛋白质饮食可减少胱氨酸的排泄。

（5）草酸盐 + 磷酸盐结石：注意少食富含钙及草酸的食物，如牛奶、黄豆、豆腐、甘蓝、杏仁、花生、甜菜、欧芹、菠菜、大黄、红茶和可可粉等。

泌尿系结石患者术后要养成良好的生活习惯，多运动，坚持合理科学的饮食（图 9-2），可以减少结石的复发率高达 60%，通过改变饮食结构和生活习惯，多饮水，少食蛋白质过高食物和糖类，遵循科学合理的饮食治疗原则，对预防和减少结石复发具有重要作用。

做好定期随访

泌尿系结石患者术后要注意每 3 个月、半年和 1 年都要进行定期随访，有助于了解临床治疗效果、患者日常生活和结石复发情况。通过定期复查 B 超、腹部平片、血尿液分析即对代谢因素的监测等，为科学指导提供依据，对一些可能的影响因素加以控制，采取积极有效的预防措施，以减少和延缓术后结石复发。

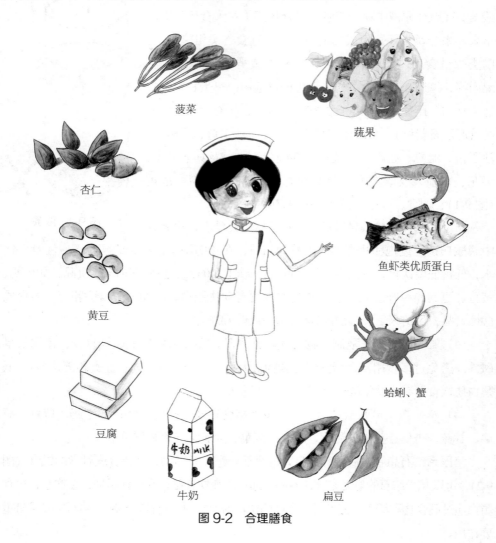

菠菜

蔬果

杏仁

鱼虾类优质蛋白

黄豆

蛤蜊、蟹

豆腐

牛奶

扁豆

图 9-2　合理膳食

10

什么是膀胱过度活动症

★ 什么是膀胱过度活动症?

★ 膀胱过度活动症的病因与症状如何?

　　首先，让我们了解一下国际尿控协会对膀胱过度活动症（over active bladder，OAB）是如何定义的，即在症状方面是以尿急症状为特征的症候群，常伴有尿频和夜尿症状，可伴或不伴有急迫性尿失禁。在尿动力学方面，OAB是指在膀胱储尿过程中出现逼尿肌的无抑制性收缩，同时伴有频繁的尿意，也可为其他形式的尿道膀胱功能障碍。尿失禁与OAB密切相关，其中急迫性尿失禁和混合型尿失禁属于OAB，但不包括由急性尿路感染或其他明确的膀胱尿道病变所导致的病证。

　　OAB是下尿路症状（lower urinary tract symptoms，LUTS）的一部分，但其仅表现为储尿期症状。OAB按发病原因可以分为原发性OAB和继发性OAB。

　　原发性OAB的发病原因目前尚不明确。但认为与以下因素可能有关：一是由于与中枢神经、外周神经尤其是膀胱传入神经异常有关；二是与逼尿肌平滑肌细胞的自发性收缩和肌细胞间冲动传递增强诱发逼尿肌产生不自主的收缩有关。

　　继发性OAB可由泌尿生殖系统感染、炎症、膀胱出口梗阻、高龄、精神疾患

（抑郁、焦虑等）等原因引起。临床表现与原发性 OAB 相似，但合并相应的原发病改变。

OAB 的临床表现主要包括尿急、尿频、夜尿增多或伴有急迫性尿失禁。尿急是指一种突发、强烈的排尿欲望，且很难被主观意志控制而延迟排尿。尿频为一种主诉，指患者自觉每天排尿次数过于频繁，在主观感觉的基础上，成人排尿次数达到日间超过 8 次，夜间多达 2 次以上，且每次尿量低于 200 ml。什么是夜尿增多呢？这是指患者每夜排尿达到 2 次以上的，并且是因尿意而排尿的情况（图 10-1）。

OAB 会严重影响患者的日常生活和工作，给患者带来了沉重的负担，还会对患者的心理产生很大负担。但是它是一种良性疾病，是可以通过加强就诊和自我调节进行治疗。

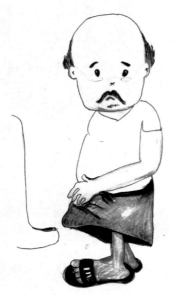

图 10-1　不停地跑厕所，真苦恼

11

膀胱过度活动症如何防治

★ 膀胱过度活动症该怎么药物治疗？

★ 膀胱过度活动症的行为治疗该怎么做？

前面一章节我们了解了什么是膀胱过度活动症（OAB），OAB 不仅仅给患者的日常生活和社会活动造成严重影响，还给患者心理造成很大的负担。所以接下来将为您介绍治疗 OAB 的主要方法。

OAB 的治疗也要从原发性和继发性角度出发。原发性 OAB 的治疗主要包括：行为治疗、药物治疗和其他特殊治疗。继发性 OAB 患者大多是由各种原因所致的膀胱出口梗阻、神经源性排尿功能障碍以及各种原因所致的泌尿生殖感染所致，所以在治疗上需要针对病因来治疗。

（1）行为治疗：①改善生活方式，平日减少咖啡因、酒精的摄入，合理饮食，控制体重。②膀胱训练，又称延迟排尿，即每次稍有尿意的时候适量憋尿，逐渐延长排尿间隔时间，使每次排尿量大于 300 ml。这种训练方法可以有效地打断精神因素导致的恶性循环，并降低膀胱敏感性。对于尿失禁患者也可以采取这样的方法。根据日常尿失禁的间隔时间，可以提前设置好闹钟督促排尿，降低尿失禁情况的发生。③生物反馈治疗，即患者有意识地排尿和控制排尿。具体方法是如果每次排尿后，在膀胱中还有残余尿，即膀胱排空有困难，那么可以在小便后稍等几分钟，然后再试着排一次，更彻底地排空膀胱。另一种是按预定的时间排尿，即按照计划好的时间表，每隔 2~3 小时排尿一次，而不是出现排尿冲动再去排尿。这使患者可直接感知膀胱活动并有意识地逐渐学会自我控制，达到抑制膀胱收缩的目的。还可以进行盆底肌训练，能加强尿道括约肌和盆底肌肉，从而增加控制排尿的能力。这对压力性的尿失禁尤其有效，对急迫性的尿失禁也有帮助。有一种方法叫做凯格尔训练（又称会阴收缩运动），以洛杉矶医生凯格尔的名字命名，是他在 20 世纪 40 年代推广了这项训练。这对产后尿失禁的患者尤其有用。在练习前先将尿液排空，初学者以仰躺、双膝弯曲并分开的姿势进行练习，全身放松，收缩会阴与肛门附近的肌肉，用力 3~5 秒，接着慢慢放松。休息 10 秒，重复这种收放的动作 30 次。这种训练要循序渐进地练习，可能需要 1~2 个月才能见效。④其他行为治疗，包括保持健康的体重，减少膀胱和周围肌肉所承受的压力；多食富含纤维的食物，或服用纤维补充剂，以消除或预防便秘。

（2）**药物治疗**：是原发性 OAB 的最广泛使用的治疗手段，首先是 M 受体拮抗剂药物的治疗，这种治疗容易被大多数患者所接受。M 受体是存在于膀胱肌肉组织中的一种物质，可以在接到大脑的"指令"后，使得膀胱收缩，M 受体拮抗剂可抑制膀胱逼尿肌收缩，并降低膀胱肌肉的敏感性。具体药物有托特罗定、索利那新等。其他可选药物包括镇静药、抗焦虑药、钙通道阻断剂、前列腺素合成抑制剂及中草药制剂，但对于这些药物目前缺乏可信的试验报告，其疗效需进一步考证。

（3）**其他治疗**：对于上述治疗无效、不能坚持治疗、出现可耐受的副作用或者用 M 受体阻滞剂后出现残余尿量明显增多甚至尿潴留的情况，可以尝试其他治疗。可以使用 A 型肉毒素对膀胱逼尿肌进行多点注射，对严重的逼尿肌不稳定具有疗效。也可通过膀胱灌注透明质酸酶或辣椒辣素，来降低膀胱感觉的传入，这种治疗应用于严重的膀胱感觉过敏者。

对于良性前列腺增生、女性盆腔脏器脱垂、尿道狭窄、原发性膀胱颈梗阻和抗尿失禁手术引起的继发性 OAB 症状，主要是针对膀胱出口梗阻的治疗。此类患者中对于逼尿肌收缩力正常的患者可适当辅助使用抗 OAB 的治疗，对于逼尿肌收缩功能受损的患者慎用抗 OAB 治疗。神经源性因素引起的 OAB 症状可常见于脑卒中、脊髓损伤和帕金森病等的患者中。对于此类患者主要还是治疗原发病，在不损伤肾功能的前提下可以适当抗 OAB 治疗，如合并有膀胱出口梗阻则参照膀胱出口梗阻的治疗方式。

压力性尿失禁合并 OAB 的患者在临床症状上可能既有急迫性尿失禁，也有压力性尿失禁。根据临床表现及生育和绝经前后尿控的变化以及女性盆底脏器脱垂情况来拟定治疗方案。对于此类患者首选抗 OAB 治疗，如 OAB 的症状解除后仍有压力性尿失禁，则采取针对压力性尿失禁的治疗。

逼尿肌收缩力受损的 OAB 患者则主要是采取膀胱训练、定时排尿的方法治疗，在检测残余尿的基础上可以联用抗 OAB 药物治疗，必要时可以采取间歇性的导尿措施，同时也可加用 α 受体阻断剂降低膀胱出口的阻力。

除此之外，泌尿系特异性非特异性的感染、肿瘤、前列腺炎等因素引起的尿频、尿失禁等症状虽然不能称为 OAB，但在控制和解除局部病变的同时，仍可使用部分抗 OAB 的治疗方法。

12

膀胱炎有哪些类型

★ 膀胱炎家族有哪些成员？

★ 我的膀胱炎又是属于哪一种呢？

膀胱炎确实有很多种类型，首先是感染导致的膀胱炎，这可分为急性、慢性 2 种。而临床上还有许多种膀胱炎并非因感染所引起的，比如：间质性、腺性、化学性（氯胺酮相关性）及其他原因（如感染、化疗、放疗等）等，因此不同类型的膀胱炎之间，致病原因、临床表现以及治疗方法存在很多不同。接下来我们简单地了解一下什么是间质性膀胱炎？

间质性膀胱炎

间质性膀胱炎（interstitial cystitis，IC）是一种慢性非细菌性膀胱炎，常发于中年妇女，其特点主要是膀胱壁的纤维化并伴有膀胱容量的减少。以尿急、尿频、膀胱区胀为其主要症状，尿培养无细菌生长。

国外研究显示，女性 IC 的总患病率为 306/10 万，在 40~59 岁的中年女性最高。

约 60% 的女性患者会出现生活质量下降，约 35% 的患者性生活受到影响，在男性也有一定的发病率。

目前 IC 的发病机制尚不清楚，与遗传因素、自身免疫性病变、感染因素、心理作用等有关。有学者认为正常尿中高浓度的钾离子在 IC 的发病中也起着关键作用。多数患者均有膀胱上皮细胞功能紊乱，引起上皮渗透性的改变，结果导致尿中潜在的毒性物质，主要是钾离子进入膀胱肌肉中，使感觉神经去极化，引起尿频、尿急、膀胱胀痛或耻骨上胀痛等临床症状，并随时间的延长而症状持续加重，从而严重地影响了患者的健康和生活质量。

病理表现为可见黏膜变薄，黏膜下层毛细血管扩张、充血，呈炎性征象，肌层中血管减少，程度不等的纤维化（图 12-1）。在某些严重病例中，由于膀胱输尿管连接处受损，可产生膀胱输尿管反流，甚至产生输尿管肾积水及肾盂肾炎。

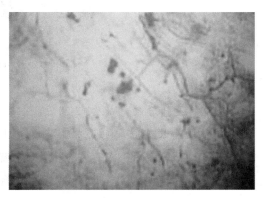

图 12-1　黏膜下层毛细血管扩张、充血

临床表现主要以发病较急、进展较快为特征。但在出现典型症状后，病情通常维持稳定而不会进一步加剧。即使不经治疗，有超过一半的患者会出现自然缓解的情况，但很快又会再次发作。症状可分为膀胱刺激征（图 12-2）和疼痛症状两个症候群，主要表现为严重的尿频、尿急、尿痛等膀胱刺激症状，也可有尿道疼痛、会阴和阴道疼痛。另外有 60% 的患者会有性交痛，且疼痛十分剧烈，与膀胱充盈有关，排尿后症状可缓解。疼痛区域一般是膀胱区、下腹部和耻骨上疼痛，常合并会阴部疼痛。一些不典型的患者症状可表现为下腹坠胀或压迫感，月经前或排卵期症状加

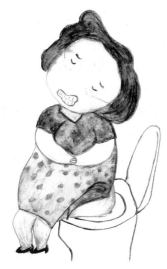

图 12-2　膀胱刺激征

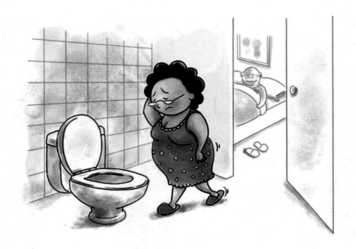

图 12-3　跑不完的厕所

重，并且伴有排尿困难（图 12-3）。

　　虽然目前 IC 的发病机制尚不清楚，但是临床上已经有多种治疗手段可有效地缓解患者的症状，改善患者的生活质量。主要包括以下几种：

　　（1）**保守治疗**：IC 的治疗先从保守治疗开始，具体治疗方案应根据患者临床症状和医生的经验来决定。包括行为疗法、饮食控制、心理及物理疗法。行为疗法是控制患者的液体摄入，进行膀胱训练、记录排尿日记等。超过一半的 IC 患者应用行为疗法可以改善症状。饮食控制是 IC 患者保守治疗的有效治疗方案之一。有研究表明，超过一半的患者在服用酸性食物后会加重或引起 IC 症状的反复。所以患者应避免饮用酸性饮料、酒精、咖啡因、巧克力、茶、辛辣食物等。心理疗法是指通过适当的运动及其他的方式来减小患者的压力，从而改善症状。物理疗法是指通过练习盆底肌肉松弛或者其他缓解盆腔及其周围组织疼痛的方法来帮助患者减轻症状。

　　（2）**药物治疗**：口服药物治疗仍然是目前临床上 IC 的主要治疗方法。药物包括戊聚硫钠、阿米替林、环孢素 A、镇痛药物等。其中戊聚硫钠是美国食品药品监督管理局唯一批准的治疗 IC 的口服药，它可用来改善患者的睡眠质量和夜尿症状，但存在口干、嗜睡等副作用。环孢素 A 是一种免疫抑制剂，在 IC 患者中的疗效已有报道，但副作用较大。根据疼痛程度，IC 患者也可选择非甾体类抗炎药来止痛。需要指出的是，仅仅治疗疼痛是不够的，我们还必须采用水扩张疗法来治疗 IC。用生理盐水注入膀胱，使之充盈至最大容积后迅速放水使充盈的膀胱放空。此外膀胱灌注治疗也是一种有效的疗法，通过直接将药物灌注入膀胱内的方法，使高浓度药物作用于膀胱壁。因在膀胱内保留较短时间，膀胱对药物的吸收很少，因此副作用较少。常用的灌注药物包括二甲基亚砜、肝素、透明质酸、利多卡因、硫酸软骨素、类固醇等。

（3）**手术治疗**：常用的手术包括骶神经调节、尿流改道及膀胱切除术。目前 IC 的手术治疗仍然争议较大，只有 IC 症状严重的患者在对其他治疗无效时，才考虑手术治疗。主要是因为手术治疗作用仍然有限而且难以长期缓解 IC 症状。

腺性膀胱炎

腺性膀胱炎的病因目前尚有争论，一般认为是由膀胱感染、尿路梗阻以及结石等慢性刺激而引起膀胱增生性病变。腺性膀胱炎临床表现为尿频、尿急、尿痛、排尿困难、肉眼或镜下血尿，如并发肾积水，可出现腰酸、腰胀等不适症状。在影像学检查中，CT 检查敏感性高，当发现膀胱内占位性病变伴膀胱壁广泛增厚时，要高度怀疑本病。

腺性膀胱炎确诊主要依据膀胱镜检加活检。膀胱镜检可见：①滤泡样水肿，增生；②膀胱黏膜乳头状增生；③慢性炎症，局部黏膜粗糙、血管纹理增多及模糊不清；④黏膜无显著改变。

目前该病尚无特效的治疗方法，各种治疗方法的效果评价也缺乏统一的标准。它包括病因治疗和膀胱内局部病变的治疗。目前有膀胱内灌注化疗药物和手术治疗两种方法。

（1）**膀胱内灌注化疗药物**：这种方法先是适用于对于病变范围小、黏膜无显著改变且无梗阻的患者。另一种是在行电切、电灼、激光和手术切除后不彻底的患者，也可行这种治疗。最后是对多发性、范围广泛、膀胱容量尚可的患者。

（2）**手术治疗**：包括腔内手术和开放手术两种。腔内手术即是对于病变范围小（1~2 cm）的乳头状瘤型、滤泡型、绒毛样水肿型的患者，在腔内采取电切、电灼、汽化、激光等方法；开放手术治疗则包括膀胱黏膜剥离术、膀胱部分切除术、膀胱全切除术等。病变范围广泛、严重且症状明显被高度怀疑的患者或已有癌变者，适宜行全膀胱切除术。

氯胺酮相关性膀胱炎

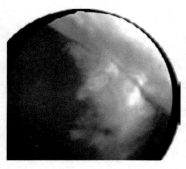

图 12-4　膀胱镜下的氯胺酮相关性膀胱炎

氯胺酮又俗称"K 粉",近年来在青少年中滥用严重。曾有其对人体的神经、精神及心血管系统的损害报道,对泌尿系统损害的报道较少,但是现在学者们发现氯胺酮对泌尿系统也存在严重的影响。这一现象也逐渐引起学者的关注。

氯胺酮相关性膀胱炎的(图 12-4)患者一般为年轻人,有明确的滥用氯胺酮史;伴有严重的下尿路症状即尿频、尿急、尿痛为主要表现。膀胱镜检查可见膀胱壁黏膜毛细血管扩张充血。尿流动力学检查提示膀胱高度敏感、最大尿流率降低和膀胱顺应性差。影像学检查提示患者可有不同程度的输尿管节段性扩张,膀胱壁不规则增厚,甚至膀胱挛缩的表现;抗菌药物治疗效果不显著。

治疗方法是首先嘱患者戒除氯胺酮吸食。手术方法目前主要是采取麻醉状态下膀胱水扩张治疗,术后即刻使用地塞米松加碱性利多卡因、庆大霉素、肝素、透明质酸钠等联合灌注。严重者可行膀胱扩大术。

其他原因引起的膀胱炎

引起膀胱炎的常见因素还包括感染、化学治疗和放射治疗等。

感染导致的膀胱炎分为急性、慢性,往往表现为发热、尿频、尿急、尿痛,还可伴有其他症状,多发生在老年女性和腔内手术后,主要的治疗措施为抗生素治疗。

膀胱炎是膀胱腔内灌注化疗的常见并发症,主要处理方法为灌注前预防性服用抗生素,术后积极抗感染治疗。因为膀胱属于盆腔内器官,任何涉及盆腔放疗的治疗手段,如子宫癌、直肠癌等的放射治疗都可能刺激膀胱,引起相应的症状及损伤。具体的处理手段包括抗感染治疗,并适当调整放疗方案。

13

如何选择治疗间质性膀胱炎的方法

★ 膀胱炎该怎么治疗呢?

★ 有不吃药的治疗方法吗?

★ 膀胱炎可以完全治好吗?

膀胱炎的治疗方法多样,重要的是选择适合自己的,而不能盲目地选择,不能随意听从医疗广告信息,更加不能听信民间偏方,我们要根据科学依据来选择就医方式及治疗方案。

保守治疗

首先是饮食调整,避免酸性饮料和食物、咖啡、辛辣食物和酒精等。然后是定期记录排尿日记,了解症状变化。定时排尿,逐步延迟排尿。控制饮水,盆底肌训练等。行为治疗为辅助治疗,症状较重者常不能完全控制症状。物理治疗,更适合合并盆底疼痛的患者。

口服药物治疗

主要包括羟嗪、多硫戊聚糖钠、阿米替林、钙通道阻滞剂等，详细作用机制见表 13-1。

表 13-1　膀胱炎治疗的口服药物作用机制与注意事项

药物种类	作用机制	注意事项
羟嗪（H_1 受体阻滞剂）	抑制肥大细胞及神经细胞的分泌	睡前服。不良反应有全身软弱、嗜睡、急性尿潴留
多硫戊聚糖钠（PPS）	在膀胱黏膜表面形成保护膜，而对破损的膀胱黏膜氨葡聚糖（GAG）层有修复作用	
阿米替林（H_1 受体阻滞剂）	阻断触突前神经末梢对去甲肾上腺素及 5-羟色胺再摄取	
钙通道阻滞剂	钙通道阻滞剂可以松弛逼尿肌及血管平滑肌，改善膀胱壁血供	

经膀胱治疗

这种治疗方法有 4 种，第一种是麻醉下膀胱水扩张，这种方法既用于间质性膀胱炎的诊断，也用于间质性膀胱炎的治疗。第 2 种是二甲基亚砜（DMSO）膀胱灌注，其主要的作用是抗炎，阻断感觉神经的传导，降低膀胱敏感性，缓解炎症引起的尿路刺激不适。50％二甲基亚砜 50 ml 加入生理盐水 50 ml 中，每 1~2 周膀胱灌注 1 次，每次 15~20 分钟。根据症状缓解的时间长短来决定灌注次数。第 3 种是透明质酸钠，药物主要是覆盖膀胱表面，使膀胱黏膜免受有害物质的刺激和破坏。每次 40 mg，每周灌注 1 次，连续 4~12 周。第 4 种是神经毒素或辣椒辣素类似物，可缓解间质性膀胱炎的疼痛症状。灌注方法根据药品使用说明进行，其灌注的优势是直接作用于膀胱的药物浓度较高，不易吸收，所以全身不良反应少。劣势是导尿次数频繁并伴有感染及疼痛等。

手术治疗

药物治疗或膀胱灌注治疗无效时可考虑手术治疗，但无论选择何种手术均应慎重，外科手术治疗应在所有保守治疗失败后，为改善生活质量，不得已才采取。

14

什么是神经源性膀胱

★ 神经源性膀胱是炎症吗？

★ 怎样才知道自己是不是得了神经源性膀胱呢？

★ 如何治疗神经源性膀胱？

首先我们得正确地区分什么是膀胱炎，这个问题在上一章节已经告诉大家了，现在我们来普及一下什么是神经源性膀胱，它是一种由于神经控制机制出现紊乱而导致的下尿路功能障碍性疾病，而非普通炎症所引起的。这种疾病在明确患者是存有神经病变的前提下才能诊断。

神经源性膀胱（neurogenic bladder，NB）是一类由于神经系统病变导致膀胱和尿道功能障碍，进而产生一系列下尿路症状及并发症的疾病总称。从定义上理解，也就是所有可能影响储尿和（或）排尿生理调节过程的神经系统发生病变，都有可能影响膀胱和尿道功能，进而成为神经源性膀胱的病因。此外，神经源性膀胱可引起多种长期并发症，最严重的是上尿路损害、肾功能衰竭。

神经源性膀胱（图 14-1）的具体病因及临床表现有很多，我们列出常见的 5 种：①周围神经病变，比如糖尿病、盆腔手术、感染性疾病（带状疱疹、HIV 感染等）、酗酒、药物滥用等；②神经脱髓鞘病变（多发生于硬化症），这种脱髓鞘病变最常累及颈髓的后索和侧索，尿频和尿急是最常见的症状；③老年痴呆症，极易导致尿失禁（图14-2）、逼尿肌过度活动（DO）和急迫性尿失禁等；④基底核病变，帕金森综合征是最常见的基底核病变；⑤脑血管病变，排尿功能障碍是脑血管意外常见的后遗症之一，与病变的严重程度及恢复状况密切相关。

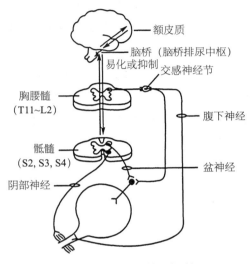

图 14-1　神经传导抑制

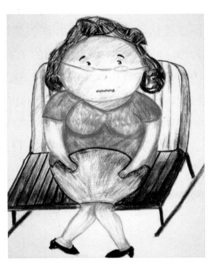

图 14-2　尿失禁

神经源性膀胱的治疗也比较复杂，其目标包括首要和次要目标2种。首要目标是为保护上尿路功能（保护肾脏功能），确保储尿期和排尿期膀胱压力处于安全范围内。次要目标是为恢复或部分恢复下尿路功能，提高控尿能力，预防泌尿系感染，提高患者生存质量。其具体的治疗方法可分为以下6种：

（1）行为训练：主要包括定时排尿和提示性排尿。定时排尿是指在规定的时间间隔内排尿，主要适用于由于认知或运动障碍导致尿失禁的患者，例如糖尿病周围神经病变导致的糖尿病性膀胱。提示性排尿是指教育患者想排尿时能够请求他人协助，需要第三方的协助方能完成。该方法适用于认知功能良好，但高度依赖他人协助的患者。

（2）药物治疗：神经源性膀胱的药物治疗方法比较成熟。对于失禁型采用增加膀胱顺应性、调节膀胱颈和尿道阻力的药物；而对于潴留型则采用增加膀胱收缩力、降低膀胱颈和尿道阻力的药物。

（3）导尿治疗：神经源性膀胱的导尿管理是一种常规方法。间歇导尿仍是主流方法。清洁间歇导尿对于神经源性膀胱患者近期和远期都是安全的，无菌间歇导尿更有助于减少泌尿系感染和菌尿的发生。

（4）**腔内药物灌注治疗**：膀胱腔内灌注抗胆碱能药物抑制逼尿肌反射亢进的同时，还能有效降低抗胆碱能药物的全身副作用。

（5）**外科治疗**：因为大多数神经方面的疾患都导致膀胱和尿道功能障碍，包括逼尿肌过度活动或活动低下和尿失禁的括约肌张力减弱。所以常用手术治疗。手术可分为治疗储尿、排尿功能障碍的术式两大类。

（6）**神经调节和神经电刺激**：最近在神经泌尿学领域重要的进展是神经电调节和神经电刺激，为目前治疗下尿路功能障碍最具前景的途径之一。目前，世界范围内对神经调节的各种方法进行了实验室和临床研究，如脊髓刺激、骶神经刺激、外周的盆神经与阴部神经刺激、盆底肌和逼尿肌等效应器官刺激。

15

膀胱结核

- ★ 什么是膀胱结核?
- ★ 膀胱结核有哪些症状?
- ★ 如何诊断和治疗膀胱结核?

讲到膀胱结核，我们就要先从"结核病"来谈。结核病是由分枝杆菌（又称"结核杆菌"）导致的一种严重危害人体健康的传染病。结核通常是感染并破坏肺，所以我们又称之为"肺结核"，但是结核杆菌也可在其他器官如脑、血管、膀胱、淋巴、骨骼、关节，甚至皮肤中感染人体。在泌尿系结核中，肾脏是首当其冲的遇袭器官，结核杆菌通过血液到达肾脏，再通过尿液传播至输尿管、膀胱。

今天，我们从临床症状、诊断、治疗及预防这几方面和大家说一说膀胱结核。

首先，膀胱结核有哪些症状呢?

（1）排尿异常：在患病的初期，患者会出现尿频、尿急和尿痛这3个症状。这些就是医学上所讲的下尿路刺激症状（图15-1）。

（2）血尿和脓尿：膀胱结核的后期会出现尿里有血的症状，有的肉眼可以发现，我们称之为肉眼血尿；有的尿液外观虽然正常，但在显微镜下可以发现很多的红细

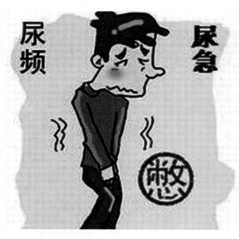

图 15-1 膀胱结核典型症状

胞，就露出了"马脚"，这则称为镜下血尿。另外尿中还可能会出现白细胞，称为脓尿，严重者尿液呈米汤样浑浊。

（3）腰部疼痛：膀胱结核基本是通过肾结核传播而来，所以也会出现肾结核的临床症状，就是腰部疼痛。

（4）全身症状：患者会出现疲乏、食欲减退、体重下降、低热盗汗、心悸、心烦和失眠等症状。这些症状是结核杆菌的毒素反应引起的。

在生活中，若自己出现迁延不愈、经过常规抗生素治疗后，但是效果欠佳或症状加重的慢性膀胱炎，均需考虑是否患了膀胱结核。那如何诊断膀胱结核呢？我们介绍几种常见的检查方法：

（1）尿结核杆菌检查和培养：这是膀胱结核中最常用的检测方法，目的是查找尿中有无结核杆菌，但这种方法阳性率较低，不容易找到结核杆菌。

（2）T-SPOT 检查：T-SPOT 是结核感染 T 细胞的斑点试验，此项技术用于检测结核感染后特异性 T 细胞分泌的 γ 干扰素，并据此结果判断是否感染结核。此项化验不受是否接种卡介苗的影响，其特异性较高。

（3）膀胱镜检查：通过膀胱镜检查，观察患者膀胱内的形态和变化。早期膀胱结核的患者输尿管口周围会出现水肿充血和结核结节，逐渐蔓延到三角区和对侧输尿管口，甚至累积全膀胱。同时记录患者的膀胱容量，必要时行膀胱黏膜活检。

（4）影像学检查：CT 检查已被广泛应用于膀胱结核的诊断中，可以通过 CT 观察肾脏是否有低密度干酪样坏死灶、有无肾积水、是否输尿管扩张等。也可以通过膀胱逆行造影了解膀胱的形态、容量等情况来做膀胱结核的诊断。

对于明确诊断为膀胱结核的患者，首选的治疗方法是药物治疗。抗结核药物主要分为以下 3 类：①一线口服抗结核药物：异烟肼、乙胺丁醇、利福平等；②注射用抗结核药物：链霉素、卡那霉素、丁胺卡那霉素等；③喹诺酮类药物：左氧氟沙星、莫西沙星等。虽然抗结核药治疗在目前可以使大部分膀胱结核患者得以控制或治愈，但是仍有一部分患者药物不能奏效，需进行手术治疗。

需要特别强调的是，膀胱结核与其他结核病治疗原则一致，即：早期、规律、全程、标准。患者要按医嘱服用完整个疗程的药物，不能感觉自己症状消失了就自行停药，那就不能根治了，容易导致复发甚至产生结核耐药的症状。

总而言之，在膀胱结核整个诊疗过程中，早期诊断和规范的治疗是重中之重，希望广大读者在出现了尿频、尿急等症状后，及时到医院检查，不要盲目用药以免耽误治疗的最佳时机。

16

膀胱损伤

★ 膀胱损伤有哪些分类？

★ 膀胱损伤会出现哪些症状？

★ 如何治疗膀胱损伤？

膀胱位于盆腔之中，是一个富有弹性的"水壶"状器官，而膀胱损伤的发生概率约占泌尿系统损伤的10%。那么，有些患者不禁要疑惑了：膀胱位于盆腔之中，又受到了骨盆保护不易受伤，为什么还有那么多膀胱损伤的患者呢？本节我们就详细地介绍有关膀胱损伤（图16-1）的相关知识。

首先，我们来介绍膀胱损伤的原因。成人的膀胱在排空时位于骨盆内。由于有骨盆及周围肌组织的保护，所以排空的膀胱是不易受伤

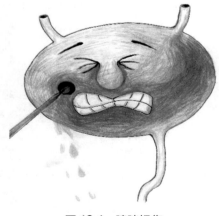

图 16-1 膀胱损伤

的；但充盈时膀胱顶部会上升并超过耻骨联合与前腹壁相贴，从而失去了骨盆的保护作用。同时因充盈膀胱体积增大、膀胱壁变得薄而紧张，故容易受到损伤，尤其是患

有下尿路梗阻性疾病的患者容易造成膀胱的潴留。另外儿童的膀胱位置较高，骨盆相对较浅，所以膀胱稍有充盈即可突出至下腹部而无骨盆保护，更易发生膀胱损伤。

膀胱损伤的分类

膀胱损伤中的一种为开放性损伤，如火器、刀刃损伤等；另一种为闭合性损伤，如放、化疗损伤等。根据损伤与腹膜的关系，又可分为腹膜内型和腹膜外型 2 种。根据致伤的病因，膀胱损伤又可分成 3 类，因为致病因的分类法比较常用，所以我们以此来阐述膀胱损伤。

(1) **闭合性损伤**：是指膀胱过度充盈、病变和受外界暴力损伤而发生的破裂。暴力损伤多见于骨盆被猛击、高处堕落或发生意外交通事故等。酒醉时膀胱常膨胀充盈，腹部肌肉松弛，故易受损伤。病变引起的膀胱损伤多见于尿道狭窄、膀胱结石或肿瘤、前列腺增生和神经源性膀胱等。其中酒醉或膀胱原有的病变，在无明显外界暴力作用时也可发生膀胱破裂，这称为自发性破裂。自发性膀胱破裂几乎均为腹膜内型膀胱破裂。

(2) **开放性损伤**：主要见于战时，由火器和锐器所致，常合并其他脏器损伤，如直肠损伤和骨盆损伤。主要是由从臀部、会阴和股部进入的弹片刺伤膀胱而引起的损伤。

(3) **手术损伤**：多见于膀胱镜检、膀胱碎石和膀胱腔内 B 超检查。另外在手术方面，经尿道前列腺切除、膀胱颈部电切除易发生膀胱损伤。在行经尿道膀胱癌电切除术、分娩及盆腔手术时，也易发生。甚至腹股沟疝修补时也会发生，主要原因是操作不当，而膀胱本身病变更增加了这类损伤的机会。

病理分类

膀胱损伤因其受损的原因不同可分为 3 类：

(1) **膀胱挫伤**：仅伤及膀胱黏膜或肌层，膀胱壁未穿破，可出现局部出血或形成血肿，无尿外渗，可发生血尿。

(2) **膀胱切割伤**：由于手术治疗不当或膀胱镜碎石钳戳伤膀胱，虽未引起膀胱穿孔，但可引起膀胱内大出血。还可在膀胱内形成巨大血块，引起排尿困难，甚至

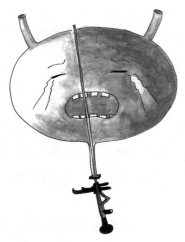

图 16-2 腹膜内、外损伤

压迫输尿管口引起输尿管梗阻，使肾功能受损。

（3）**膀胱破裂**：严重损伤可发生膀胱破裂（图16-2），其又可分为腹膜外型（图16-3）、腹膜内型（图16-4）和混合型3种。①腹膜外型：为膀胱壁破裂但腹膜完整。腹膜外型膀胱破裂多数伴有骨盆骨折。损伤部位多见于膀胱前壁。②腹膜内型：为膀胱壁破裂伴腹膜破裂，膀胱壁裂口与腹腔相通，尿液流入腹腔，引起腹膜炎。其损伤部位多见于膀胱的后壁和顶部。③混合型，即同时有腹膜内、外膀胱破裂，多由火器伤、利刀穿刺伤所致，常合并其他器官损伤。

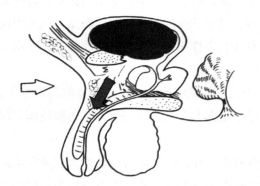
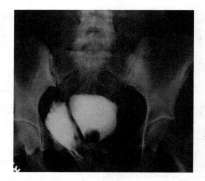

图 16-3　腹膜外型膀胱损伤

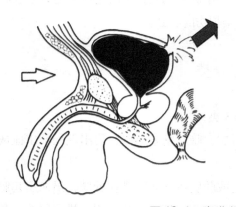
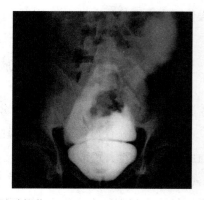

图 16-4　腹膜内型膀胱损伤

膀胱损伤的临床表现

轻度膀胱壁损伤仅有下腹疼痛和少量终末血象的症状，并在短期内可自行消失。但当出现膀胱全层破裂时则临床症状明显。根据裂口所在的位置、大小、受伤后就诊时间以及有无其他器官伴有损伤而有不同。一般可有下列症状：

（1）**休克**：剧烈的创伤、疼痛和大量失血是休克的主要原因。例如骨盆骨折，骨折碎片刺破下腹部和盆腔血管可致严重失血和休克。

（2）**疼痛**：腹下部或耻骨疼痛和腹壁强直，伴有骨盆骨折时挤压骨盆时尤为明显。如尿液漏入腹腔可出现腹腔炎的症状，腹膜重吸收肌酐和尿素氮，而致血肌酐和尿素氮升高。

（3）**晚期症状**：尿液自伤口溢出，或经膀胱直肠瘘和膀胱阴道瘘自肛门或阴道排出。

膀胱损伤的诊断

一般来说，根据患者的病史、体征以及其他检查结果，容易确诊膀胱损伤。但如伴有其他脏器损伤，膀胱损伤的病象则被其隐蔽。故凡下腹部、臀部或会阴部有创伤时，或下腹部受到闭合性损伤时，患者有尿急而不能排尿或仅排出少量血尿时，均应想到膀胱已受损伤。下面的流程图对您理解确诊膀胱破裂有一定帮助（图16-5）。

（1）**导尿**：导尿时发现膀胱空虚仅有极少血性尿液时，应想到膀胱破裂并有尿外渗可能。可注入一定量的消毒生理盐水，片刻后重新抽出。如抽出液供量少于注入量，应怀疑

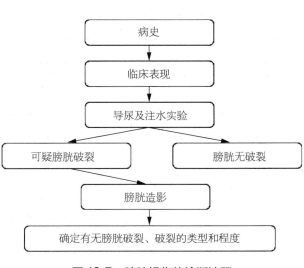

图 16-5 膀胱损伤的诊断流程

有膀胱破裂和尿外渗。

（2）**膀胱造影**：导尿后由导尿管注入造影剂行膀胱造影，以了解有否膀胱破裂、尿外渗及其渗出部位。有时甚至可发现导尿管已通过膀胱裂口进入腹腔，从而明确诊断。

（3）**排泄性尿路造影**：如病情允许，可做排泄性尿路造影借以显示尿路结构和功能。

（4）**腹腔穿刺**：如有腹水症可行腹腔穿刺。如果抽得多量血性液体，就测定其尿素及肌酐含量。如测得数值很高，则可能是外渗的尿液。

其他检查也可辅助进行诊断，如骨盆平片可以了解有否骨盆骨折，有否异物；腹部平片可了解有否膈下游离气体。另外当血液中尿素氮、肌酐升高，可能是腹腔内尿液重吸收的后果，并不一定反映肾功能情况，如诊断有疑问，须行紧急手术治疗。

膀胱损伤的治疗

其治疗原则是维持生命体征（合并骨盆骨折休克），考虑功能重建（留置导尿管引流），后期预防感染（彻底引流外渗尿液）。膀胱破裂的早期治疗包括综合疗法、休克防治、紧急外科手术和控制感染。晚期治疗主要是膀胱瘘修补和一般支持性处理。我们总结了一张流程图来向您说明这一系列步骤（图 16-6）。

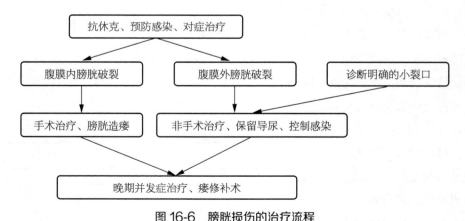

图 16-6　膀胱损伤的治疗流程

（1）**休克的处理**：休克的预防和治疗是最首要的急救措施，也是手术前必要的准备，能迅速使患者脱离休克状态。这种情况尤于伴有骨盆骨折时常有发生。

（2）紧急外科手术：处理的方法依损伤的位置、感染的情况和有无伴发损伤而定。手术的主要目标为尿液的引流、出血的控制、膀胱裂口的修补和外渗液的彻底引流。若腹腔内其他器官也有损伤，应同时给予适当的处理。如患者病情危重，裂口近膀胱颈部而难以仔细缝合时，勿需勉强修补，待膀胱裂口自行修复后，留置导尿管 1 周左右后再拔除。

（3）晚期治疗：主要是处理膀胱瘘，待患者一般情况好转和局部急性炎症消退后进行。长期膀胱瘘可使膀胱发生严重感染和挛缩，应采取防治措施。

说了这么多，您对膀胱损伤的表现及治疗是否有了一定的理解？若您出现了上述症状，可能是真的损伤到膀胱了，希望您能够尽快到医院就诊。只有通过医生专业的检查判断，才能准确地对症处理。

17

膀胱畸形

★ 什么是膀胱畸形？

★ 常见的膀胱畸形有哪些？

★ 几种常见的膀胱畸形的病因和症状是什么？

★ 膀胱憩室如何诊断和治疗？

先天性畸形是指出生前在母体内已形成的，外形或体内可识别的结构和功能缺陷，例如唇裂和先天性心脏病等。膀胱也会出现先天性畸形，其中较为常见的有膀胱外翻、重复膀胱和膀胱憩室。

膀胱畸形多发于新生儿或儿童，给家庭和社会带来了巨大压力。对于膀胱畸形，我们除了应该早发现、早治疗外，还应加强孕前和产前的检查，预防膀胱畸形的发生。以下从病因、症状、诊断和治疗 4 个方面对上述 3 种膀胱畸形进行简单的讲解。

膀胱外翻

膀胱外翻是由于下腹壁和膀胱前壁的完全缺损，使膀胱黏膜外漏，所以通俗的说法又叫"膀胱外露"（图 17-1）。膀胱外翻的发病与胚胎发育不正常有关。发生膀胱外翻的男性患者常伴有完全性尿道上裂，所以根据有无尿道上裂又分为完全性膀胱外翻和不完全性膀胱外翻两种。

膀胱外翻的临床表现主要是外翻膀胱黏膜鲜红，异常敏感，极易出血；且尿液不断从输尿管口外流，浸渍腹部和腿部皮肤，臭味明显。膀胱外翻凭外观即可诊断。在治疗上，主要是保护肾功能，控制排尿。往往采取修复膀胱和腹壁及外生殖器的方法，但手术后的效果仍不甚理想。

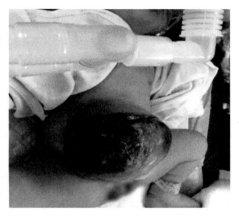

图 17-1　膀胱外翻

重复膀胱

众所周知，正常人只有一个膀胱，重复膀胱，顾名思义就是患者有多个膀胱。重复膀胱又分为完全性重复膀胱及不完全性重复膀胱。完全性重复膀胱的表现是每一膀胱均有发育良好的肌层和黏膜，各有一侧输尿管和完全重复的尿道，经各自尿道排尿；而不完全性重复膀胱是指膀胱内有单个或数个分隔，但仅有一个尿道共同排尿（图17-2）。

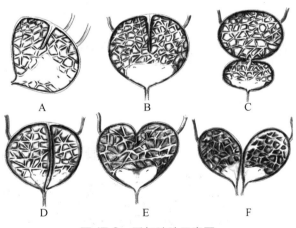

图 17-2　重复膀胱示意图

重复膀胱主要是由于胚胎发育期出现矢状位或额外的尿直肠隔，将膀胱的始基进一步分隔所致。其临床上可表现为尿路刺激症状、尿失禁及其他畸形的相应症状。但也有重复膀胱长期无症状，偶被发现或因并发尿路感染、结石经尿路造影而被发现。

那么如何诊断重复膀胱呢？可用B超、静脉尿路造影和尿道膀胱镜检查诊断。

重复膀胱的治疗要视情况而定。如无尿路梗阻可不做处理。如存在梗阻或反复尿路感染可手术治疗，手术切除膀胱中隔，解除梗阻，有异位输尿管口或狭窄者可行输尿管膀胱再植术，如一侧肾无功能，可行肾切除术。完全性重复膀胱可切除较小的膀胱，并将输尿管移植到较大的膀胱。

膀胱憩室

膀胱憩室是由于先天性膀胱壁肌层局限性薄弱或继发于下尿路梗阻而导致膀胱壁局部向外膨出，好发于膀胱侧后部，多见于男性，常伴膀胱成梁和小房形成（图17-3）。膀胱憩室按其主要病因分先天性和继发性两种。先天性膀胱憩室是由于胚胎期膀胱肌肉发育缺陷所致，并无下尿路梗阻，多发生于10岁以下的儿童，憩室一般较大，常单发。继发性膀胱憩室多由下尿路梗阻造成，多发生在40~60岁成人，常多发，膀胱内除有憩室外，尚有小梁、小房和陷凹等改变。膀胱憩室多发生在膀胱三角后区及侧后壁（图17-4）。

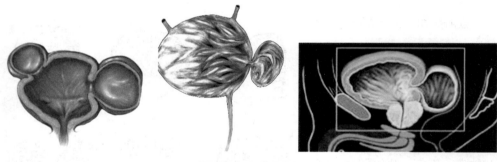

图 17-3　膀胱憩室

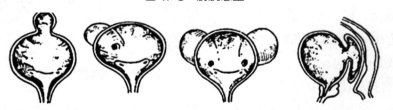

图 17-4　膀胱憩室的不同类型

下面我们来详细了解一下这种不常见的膀胱疾病。

临床上憩室以位于输尿管口附近者最常见。胚胎发育上，膀胱壁与膀胱三角区不同，目前认为三角区与逼尿肌连接薄弱与膀胱憩室的形成有关。输尿管开口盲端也可发生膀胱憩室，Oriasa（1990）报道2例输尿管开口盲端导致输尿管及膀胱憩室。另一型膀胱憩室位于颈部，可能与脐尿管消失不全有关，常继发于下尿路梗阻或梨状腹综合征（Prune-belly 综合征）。若无并发症，膀胱憩室常无明显症状。如有梗阻、感染，可出现排尿困难、尿频、尿急、血尿及尿混浊等症状，甚至穿孔。有的憩室可大至 2 000 ml，压迫膀胱颈及尿道，导致下尿路梗阻。憩室无肌缩力等导致尿液引流不畅，易伴有输尿管膀胱反流，可出现一侧或双侧肾积水，最终导致肾功能衰竭。但也有先天性巨大憩室不并发尿路梗阻者，由于膀胱憩室壁肌纤维很少，在排尿时巨大憩室内尿液不能排出，出现两段排尿症状等特殊表现。部分患者因憩室内伴有感染结石而出现血尿，少数患者可因巨大憩室位于膀胱颈后压迫膀胱出口产生尿潴留，压迫直肠致便秘，压迫子宫致难产。憩室较大时在下腹部可扪及包块，并发感染时有压痛。

实验室检查

膀胱憩室并发感染、结石时，尿液中可有红细胞和脓细胞。

影像学表现

①尿路造影：表现为突出膀胱外的囊球影，有颈部与膀胱相连，如图 17-5 所示。②B 超表现：显示与膀胱侧面或后壁相连的囊袋样或圆球状液性暗区，后壁回声增强。③CT 表现：增强扫描显示突出膀胱外充盈造影剂的囊球影。如憩室内合并结石或肿瘤，可见充盈缺损。

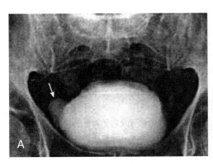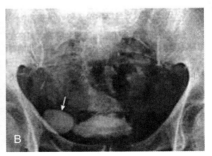

图 17-5　膀胱憩室造影检查图像
A. 逆行膀胱造影充盈像：憩室位于膀胱右侧（箭）；
B. 逆行膀胱造影排空像：由于尿液充盈，憩室较膀胱排空前略增大（箭）

诊断

一般无特殊症状，如合并有梗阻、感染，可出现排尿困难、尿频、尿急、尿痛，部分出现血尿。巨大憩室可出现分段排尿症状为本病的特征性表现。结合影像学检查、内腔镜检查可以确诊。膀胱镜下可见憩室口以及憩室的大小、位置，同时应注意发现有无下尿路梗阻、结石、肿瘤、感染及出血等并发症。膀胱憩室可用 B 超或 X 线诊断（包括 CT），膀胱造影可显示憩室的大小、部位、造影剂排空时间及有无输尿管反流情况。

治疗

膀胱憩室的治疗主要是解除下尿路梗阻，控制感染。治疗前需明确以下问题：①有无下尿路梗阻。②憩室的大小、部位、单发或多发。③是否为不能排空的潴留型憩室。④有无结石、肿瘤、感染及出血等并发症。⑤有无上尿路梗阻及病变。

治疗原则为较小的非潴留型、无并发症的膀胱憩室不需要手术治疗，但要解除下尿路梗阻。较大的潴留型或有并发症的膀胱憩室需行手术治疗。目前倾向首先经尿道行憩室颈口切开术，以引流憩室内尿液。如效果不好，再考虑开放或腹腔镜下行憩室切除，如憩室巨大，输尿管口靠近憩室或在憩室内开口，则须做憩室切除及防反流的膀胱输尿管再植术，并注意修复输尿管口膀胱部的肌肉缺损。如憩室壁粘连则行膀胱外憩室切除术。若憩室内并发肿瘤，应酌情行膀胱部分切除术或全膀胱切除术。

18

膀胱癌的发病率如何

★ 膀胱癌的发病率高吗？

★ 膀胱癌的发病与年龄、性别有关吗？

★ 哪种组织类型的膀胱癌较常见？

膀胱癌是泌尿系统中最常见的恶性肿瘤之一，世界范围内，膀胱癌发病率居恶性肿瘤的第 11 位。国内外的膀胱癌发病率分别如何呢？在国外，膀胱癌的发病率在男性泌尿生殖器肿瘤中仅次于前列腺癌，居第 2 位。1998—2002 年，我国膀胱癌的发病率为 9.68/10 万，膀胱癌发病率居男性各类恶性肿瘤的第 7 位，占女性各类恶性肿瘤的第 10 位。这样的发病率虽然低于西方发达国家，但近年来，不论在城市还是农村，膀胱癌的发病率呈现出逐年增长的趋势。

膀胱癌根据发生的部位不同，发病率有何差异？发生在膀胱侧壁及后壁的肿瘤最多见，其次为三角区和顶部，其发生可为多中心。膀胱癌可先后或同时伴有肾盂、输尿管和尿道肿瘤。

膀胱癌在不同性别、年龄之间的发病率有何差异？首先膀胱癌好发于男性。其发病率是女性的 3~4 倍，可能与吸烟有关。2012 年，新诊断 429 800 例，死亡 165 100 例；2015 年我国有约 80 500 例膀胱癌新发病例，32 900 人死于膀胱癌。在我

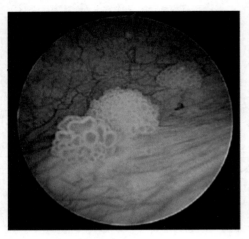

图 18-1　膀胱癌镜下形态

国，膀胱癌发病率升至实体肿瘤第 6 位。

不同组织类型的膀胱癌发病情况有何不同？膀胱癌（图 18-1）可分为两大类，即来源于上皮组织和非上皮组织的肿瘤。由于覆盖在尿路的上皮为尿路上皮，因此，超过 95% 膀胱癌为尿路细胞癌，其次还有鳞状细胞癌（约占 3%）、腺细胞癌（约占 1%），还有较少见的小细胞癌、混合型癌、癌肉瘤及转移性癌等。

膀胱癌是否会在特定人群中存在高发倾向？除人口老年龄化因素导致膀胱癌上升外，在西方国家，吸烟和职业暴露是膀胱癌最主要的危险因素；而在发展中国家，特别是在非洲和中东地区，血吸虫感染是膀胱癌患者的致病原因。有统计，接触苯胺的工人发病率比普通人群高 30 倍。早在 1895 年，就有人报道了芳香胺作业工人的膀胱癌高发，关于芳香胺的致癌性已有足够的动物实验和人群流行病学资料。欧洲和美国的研究也表明，接触联苯胺及其他盐类的工人患膀胱癌的危险性均比正常人高。

所以加强对 50 岁以上人群监测，并对高危人群（吸烟或高危职业暴露、50 岁以上、无痛性肉眼血尿或刺激性症状无法解释者）进行膀胱镜检查，做到早发现、早诊断和早治疗为基础的二级预防，对提高膀胱癌患者的预后具有重要意义。

19

膀胱肿瘤会出现哪些警讯症状

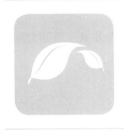

★ 无痛性血尿

★ 膀胱刺激征

★ 排尿困难

了解膀胱肿瘤的早期"警讯"症状有利于疾病的早发现、早诊断和早治疗。虽然肿瘤细胞很狡猾，但也会留下一些蛛丝马迹。膀胱肿瘤最初的症状是什么呢？我们可以总结为 3 个：无痛性血尿、膀胱刺激征和排尿困难。

血尿

无痛性血尿是机体的第一个异常信号。那么该如何判断血尿呢？在医学上的界定标准是：①离心沉淀尿中每高倍视野 ≥ 3 个红细胞。②非离心尿液超过 1 个红细胞。③ 1 小时尿红细胞计数超过 10 万个。④ 12 小时尿红细胞计数超过 50 万个。以上均显示尿液中红细胞异常增多，也就是可以称为血尿。那么什么是肉眼血尿呢？肉眼血尿是指我们眼睛直接可以看到的血色的尿液，血尿颜色一般有茶褐色、鲜红色、洗肉水样色 3 种。但并不是所有的红色尿液都是血尿，有些药物也可以引起红色尿，例如抗结核药利福平、抗癫痫药物苯妥英钠等。一般每 1 000 ml 尿液中有超过 1 ml 以上的血液才会被我们肉眼所见。除了肉眼血尿以外，还有一种血尿只能在显微镜下才能看得见，我们称之为镜下血尿。这一类型的血尿的特点是尿液颜色没有任何改变。但镜下血尿很可能是由恶性程度很高的肿瘤引起。所以，不管是肉眼血尿还是镜下血尿都应引起重视，及时到医院就诊，防止延误病情，错失最佳的治疗时机。所以当出现间歇性、无痛性、全程肉眼血尿时，一定要警惕膀胱肿瘤。

那是不是出现血尿就一定是膀胱肿瘤呢？当然不是，引起血尿的原因还有以下几种：①泌尿系统本身病变，如肾盂肾炎、膀胱炎、肾结核、肾癌等。②泌尿系统邻近器官病变，如前列腺炎、精囊炎、急性输卵管炎、子宫或直肠肿瘤等。③全身性疾病，如白血病、再生障碍性贫血、肾动脉硬化症、红斑狼疮等。④运动性血尿，即健康人在剧烈运动后骤然出现的一过性血尿，它与运动强度过大、运动量增加过快、身体功能情况下降关系密切。

根据临床观察，肉眼血尿以泌尿系统的肿瘤、结核和结石最为多见。遇到血尿，患者应及时就诊，由医生根据情况，确定出血部位、明确出血原因。

膀胱刺激征

膀胱刺激征是膀胱肿瘤的第 2 个异常状况，具体是指尿频、尿急、尿痛，也称为尿路刺激征。尿频、尿急、尿痛又如何定义呢？正常人一般白天平均排尿 4~6 次，夜间 0~1 次，如果每日排尿次数 >8 次就是尿频；尿急是指一出现尿意就有立即排尿的感觉；尿痛则是指排尿时膀胱区及尿道口产生的疼痛，疼痛性质为烧灼感或刺痛。一般当肿瘤发生在膀胱三角区或为肌层浸润性肿瘤、原位癌、合并感染时会出现膀胱刺激症状。

是不是只要出现膀胱刺激征的情况就是膀胱肿瘤呢？其实，也有很多其他疾病会引起膀胱刺激征，例如泌尿系统感染、尿路结石、前列腺炎、前列腺增生等。因此，一旦出现膀胱刺激征，医生会帮助您全面检查，判断出感染、结石或膀胱癌等病因。

排尿困难

膀胱肿瘤出现排尿困难的原因主要是由于肿瘤位于膀胱颈和尿道内口，导致尿

道梗塞引起的，严重时可出现急性尿潴留，甚至是
肾积水和肾功能衰竭。排尿困难的症状主要是指患
者排尿时需要屏气用力，甚至需要用手压迫下腹部
才能将尿排出（图 19-1）。除了膀胱肿瘤会引起排
尿困难外，还有一些疾病也会引起排尿困难，如膀
胱颈部梗阻，前列腺增生，尿道的肿瘤，尿道狭窄，
膀胱及尿道的结石及异物，膀胱邻近器官的肿瘤压
迫引起的梗阻、尿道口狭窄、逼尿肌－括约肌功能
失调等。

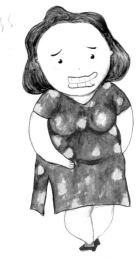

　　除此之外，还有一些患者会出现上尿路阻塞，
如腰酸、腰痛、发热、下腹部包块、全身及转移症
状等。

图 19-1　排尿困难

20

膀胱肿瘤有哪些手术治疗方式

★　经尿道膀胱电切术

★　全膀胱切除原位膀胱术

★　全膀胱切除回肠膀胱术

★　全膀胱切除输尿管皮肤造口术

在上一章节中我们也提到，膀胱肿瘤是泌尿系统中常见肿瘤。对于早、中期的膀胱肿瘤患者，一般都采取手术治疗。其中手术方式包括以下 3 种：经尿道膀胱病损切除术、膀胱部分切除术、全膀胱切除术。

每种手术的方式各不相同。那医生是根据什么来决定手术方式的呢？下面就为大家简单地介绍每种手术的适应证。

膀胱肿瘤电切术

当出现低分期、单发、分化好且非肌层浸润的癌肿，我们会采取经尿道膀胱病损切除术（TURBT），该手术是在 1931 年被提出的，其主要目的是包括病理组织学诊断、明确肿瘤分期、确定临床预后相关的危险因素、实现肿瘤的完全切除。具有创伤小、出血少、恢复快并能治疗与诊断同时达到的优点。然而经尿道膀胱病损切除术的治疗效果有时并不理想，仍有肿瘤复发、肿瘤残留甚至肿瘤进展的可能，并且对肿瘤组织切除过碎，造成肿瘤标本缺乏完整性，在一定程度上影响病理上肿瘤的分期和诊断。

膀胱部分切除术

当肿瘤呈现浸润性生长并比较局限，病灶又位于膀胱侧后壁或顶部，且无法耐受根治性手术的患者，我们会选择膀胱部分切除术。该手术可以保留部分膀胱及性功能，提高生活质量。其具体的方法是用手术刀或高频电刀以肿瘤为中心将肿瘤外 2 cm 的膀胱壁切除并将粘连组织一并切除。切除后，再将膀胱边缘缝合（图 20-1）。该手术能够把肿瘤联同膀胱壁全层切除，在切除肿瘤过程中对肿瘤几乎无损伤，易于做出准确的病理分期诊断。但术后组织粘连严重，所以降低了手术的可重复操作性。

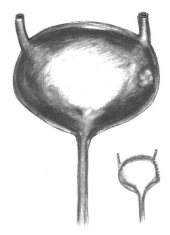

图 20-1 膀胱部分切除示意图

全膀胱切除术

这是公认治疗肌层浸润性膀胱癌、高危或反复复发的非肌层浸润性膀胱癌的标准方法。该手术是在将病变膀胱切除后，医生选择一段肠管替代膀胱或成膀胱输出道。

尿流改道手术发展到现在，根据术后人工膀胱的功能分为：不可控性尿流改道和可控性尿流改道两种。不可控性尿流改道包括：Bricker 回肠膀胱腹壁造口术（图 20-2）和输尿管皮肤造口术（图 20-3）；可控性尿流改道为经腹壁造口的 Kock 回肠膀胱术和原位回肠膀胱术。

什么是 Bricker 回肠膀胱腹壁造口术呢？这个手术是将膀胱切除后，将一段回肠拖出皮肤表面，然后做成造口的形状进行缝合。那输尿管皮肤造口术是什么呢？这则是将下尿道结扎后，直接将输尿管拖出到腹壁，做两个造口（图 20-4），它不通过回肠或结肠，而是直接从输尿管中排出尿液。

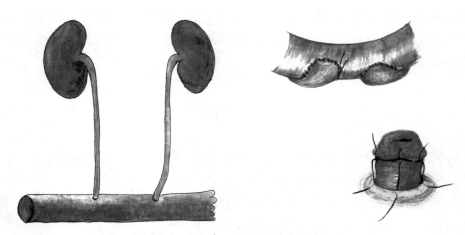

图 20-2　Bricker 回肠膀胱腹壁造口术

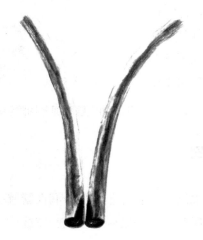

图 20-3　输尿管皮肤造口术

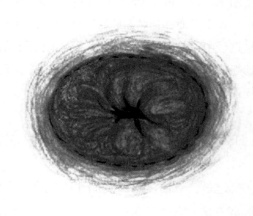

图 20-4　泌尿造口示意图

　　另一种分类方式是根据术中肠管的选择分为：回结肠代膀胱及乙状结肠代膀胱。两者共同点是在功能上必须与原膀胱类似。两者的优点也是不同的，盲升结肠的优点为容受性较好，肠内容物增加而腔内压力变化较小，出血及漏尿机会少，对机体生理功能影响小。回肠代膀胱优点为顺应性较好，患者夜间的尿控能力好。乙状结肠主要优点则为邻近膀胱，有类似的神经支配而且肌层相对较厚。

　　此外，膀胱肿瘤还可行尿粪合流手术，即将输尿管与结直肠吻合、造口，但由于这种手术易发生上尿路感染。

原位新膀胱

原位新膀胱这种手术适用于年纪较轻、对自身形象有要求的患者，该手术是将人工膀胱放在膀胱原来的位置，上接输尿管、下接尿道（图 20-5）。那么手术具体采取的是哪种方式呢？通常医生先会截取一段回肠或结肠，将其和尿道及输尿管吻合，这样它就具有了储存尿液的功能，这就是患者的新膀胱。但其缺点是膀胱储存尿液的量会减少，有时患者不能自主控制小便或排不尽尿出现明显残余尿。

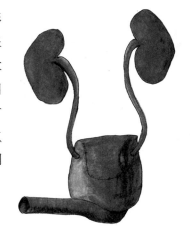

图 20-5　原位新膀胱术

21

术前患者要完善哪些检查

★ 术前要做哪些检查呢？

★ 各种检查的注意事项是什么？

心电图

术前为什么要做心电图呢？首先，心电图是检查心脏功能和心脏疾病的常用方法。大多膀胱肿瘤手术都需要半身或全身麻醉，麻醉医生会关注患者心电图检查的结果，将严重心脏病的患者筛除在外，以降低全麻的风险，确保患者手术过程中的生命安全。看完之后你还会再犹豫是否要做心电图呢？

注意事项：检查前避免饱食、吃冷饮、抽烟及剧烈运动，如有心脏相关疾病史请告知医生。

胸片

患者手术前拍胸片，目的主要是为了排除肺部及心脏的畸形或感染以及是否存在肺部转移，确保手术中及麻醉的安全，也是为了确保手术的成功实施。麻醉医生会根据以上两张检查单决定你是否符合麻醉指征，来决定你到底可否进行手术。

注意事项：孕妇（尤其早孕妇女）除非特殊需要不宜行 X 线检查；检查时不要穿有金属镶饰的衣服（女患者要去除胸衣，项链等物品）。

超声

B 超检查是手术前重要、方便、实用的检查（如图 21-1 所示）。B 超检查中常用来判断脏器的位置、大小、形态等，来确定病灶的范围和性质。在心血管系统、消化系统和泌尿系统中都被广泛应用。其主要是可探查到直径 1 cm 以上的膀胱肿瘤。通过 B 超检查可以发现：良性病变的回声清楚，边缘光滑，病灶内部回声均匀；而恶性病变则周边回声不清，边缘不光滑，轮廓不规则，内部回声不均匀，出血坏死区为无回声。同时配合双手会诊，可初步、粗略地推测肿瘤的大小及浸润程度。

泌尿系统的超声检查可通过两种途径（经腹、经直肠）进行，经腹部可同时检查肾脏、输尿管、膀胱、前列腺和其他脏器（如肝、胆、胰、脾等）。B 超检查因其简便、有效的特点，已成为膀胱癌诊断的首选检查方法，对于膀胱癌的诊断和术前分期具有重要的参考价值。

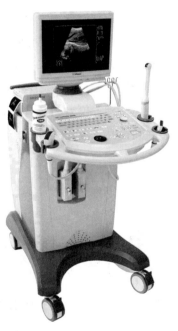

图 21-1 B 超检查设备

注意事项：做膀胱 B 超需要患者喝水憋尿，使膀胱充盈，肝、胆、胰、脾 B 超时需要禁食。

肺功能

肺功能检查是运用呼吸生理知识和现代检查技术来了解人体呼吸系统功能状态的检查，肺功能检查可用于术前常规检查评估手术中心肺功能的负荷能力，近年来随着外科手术范围的增大，心肺疾病患者手术增多，术后呼吸道并发症也增多。大量研究证据发现术前肺功能与术后死亡率、术后心肺并发症密切相关。

尿液

尿细胞学检测是诊断膀胱肿瘤的有效方法，由于检查无痛苦、无损伤，患者也易接受。这是接触致癌物质的人群的普查和不适合做膀胱镜者的一种检测方法，常用的检查方法有尿液脱落细胞学检测和 Fish 尿检测。

注意事项：尿液脱落细胞学检测需要使用带有稳定液的专用标本瓶留取 50~80 ml，留取新鲜尿液，即第二次晨尿或新排出的尿液。因晨起第一次尿液往往是夜间在膀胱内停留时间较长，易发生细胞退变。连续留 3 天，因为尿液脱落细胞学检测特异性高，但敏感性差，仅为 21%~40%，部分患者可出现假阳性，所以留取标本正确、及时、规范，可提高尿液脱落细胞学诊断的阳性符合率。Fish 尿检测留取量为 300 ml。

膀胱镜

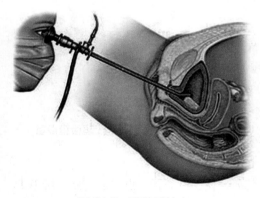

图 21-2　膀胱镜检查

膀胱镜是检查膀胱疾病最有价值且可靠的诊断方法。它不仅可确诊膀胱肿瘤，而且可通过组织活检确定其病理类型及分级情况。它是早期清晰地发现膀胱内微小病变最直接、最确切的方法。其方法主要是将镜子通过尿道送入膀胱内，来探查膀胱内的病变情况，如图 21-2 所示。有的男患者会担心检查是经尿道的，可能会影响到性功能，其实完全不必有这样的担忧。我们知道，阴茎内有三个海绵体，一个是尿道海绵体，尿液通过其中排出体外；另外两个是阴茎海绵体，性兴奋时，血液会冲入阴茎海绵体内，使之勃起。尿道海绵体与阴茎海绵体互不相通，而膀胱镜只走尿道。

检查镜经过尿道，那会影响小便的正常排出吗？答案是不会，现在的膀胱镜不仅纤细而且材质软，因此，对尿道的损伤也相当小，个别患者做完可能当天有些不适，但过后就会慢慢恢复正常功能状态。所以，当医生建议您去做膀胱镜时，请不要犹豫，它没有想象那么痛苦，也没有那么多后遗症。它可以更加明确您的疾病原因及病灶程度，何乐而不为呢？但如果患者存在尿道狭窄或膀胱有活动性出血不能进行膀胱镜检查，可选用 CT 检查。

CT 检查

传统 CT（平扫＋增强扫描）对诊断膀胱肿瘤有一定价值，能发现 0.5 cm 以上的肿瘤，同时还能了解膀胱与周围脏器的关系、肿瘤的外侵和程度，以及淋巴结、远处器官是否有转移，有助于 TNM 分期和制定治疗计划。在提示膀胱肿瘤及增大的转移淋巴结方面，CT 诊断的准确率约在 80%。

注意事项：行腹部或盆腔脏器增强 CT 检查前，禁食 4 小时，检查时脱掉金属镶饰的衣服（女患者要去除胸衣、项链等物品）。

泌尿系统平片和静脉肾盂造影（KUB+IVP）

膀胱肿瘤患者应同时做静脉肾盂造影的，因为它能排除肾盂和输尿管是否有肿瘤合并存在的可能性，显示因输尿管口或膀胱底部浸润性病变所造成的输尿管梗阻，了解双侧肾脏功能（图 21-3）。

注意事项：造影前 2~3 天避免进食易产气的食物，如豆类、烘烤的面食、红薯和土豆。静脉肾盂造影检查前 1 天即进食少渣、少纤维饮食。检查前 1 天，患者准备如下：①晚上 18：00 口服泻药（50％硫酸镁 50 g），再喝 2 000~3 000 ml 的水。②睡觉前为预防低血糖或虚脱，可口含水果糖或加喝果汁约 500 ml，也可饮糖水 500 ml。③口服完泻药（50％硫

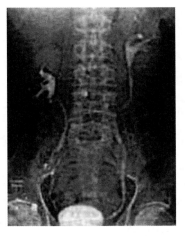

图 21-3　静脉肾盂造影检查图像

酸镁 50 g）后排便 5~6 次以上效果较好，这样使静脉肾盂造影影像不受到肠道伪影的严重干扰。检查结束后再饮水 1 000~2 000 ml，加速造影剂从体内排出，减少不良反应。

磁共振检查

磁共振（MRI）增强检查最大的优点是有助于肿瘤分期，可区分非肌层浸润性肿瘤与肌层浸润性肿瘤以及浸润深度，也可发现正常大小淋巴结有无转移征象。动态 MRI 在显示是否有尿路上皮癌存在，以及肌层侵犯程度方面准确性高于 CT 或非增强 MRI。所以我们一般都会建议患者做动态 MRI。

注意事项：行腹部或盆腔脏器增强 MRI 检查前患者需禁食 4 小时，检查时脱掉金属镶饰的衣服（女患者要去除胸衣、项链等物品）。如患者体内有金属植入物，也不能做 MRI 检查。

泌尿系统造影 CT 成像

泌尿系统造影 CT 成像（CTU）是近年开展起来的泌尿系统 CT 检查的新项目，它能获得包括肾实质整个尿路的三维立体图像，可清楚显示肾盂、输尿管及膀胱的全貌，对输尿管的变异、畸形、受压及扩张等改变显示清晰，能显示尿路的狭窄程度、管腔内有无充盈缺损、管壁有无增厚、是否平整等。CTU 与其他泌尿系检查方法比较，具有扫描时间短、图像分辨率高、多种成像方式、多方位观察病变、无需肠道准备和腹部加压等优点，是肾脏、输尿管、膀胱疾病很好的检查方法。可取代 KUB+IVP。

注意事项：检查时脱掉金属镶饰的衣服（女患者要去除胸衣、项链等物品）。

PET-CT

PET 是利用正电子核素标记葡萄糖等人体代谢物作为显像剂的摄取来放映其代谢变化，从而为临床提供疾病信息，可以清楚反应解剖信息。PET-CT（positron emission tomography-CT）则是将 PET 和 CT 整合在一台仪器上，组成一个完整的显像系统，被称为 PET-CT 系统。

PET-CT 已广泛应用于临床，已成为肿瘤、冠心病和脑部疾病这三大疾病诊断和指导治疗的有效手段。因为肿瘤组织的特点就是生长迅速、代谢旺盛，所以代谢显像是早期诊断恶性肿瘤的灵敏方法之一。如发现某部位有结节，PET 显示代谢明显活跃，则提示恶性病变；若无代谢增高表现，提示良性病变可能性大。除了发现原发部位病变，还可以发现全身各部位软组织器官及骨骼有无转移病变，对肿瘤的分期非常有帮助，可协助临床医生制定最佳的治疗方案。

注意事项：检查前禁食 6 小时，禁止输注含糖液体，可以口服白开水；糖尿病患者检查当天检测血糖，血糖高则能检查；检查时脱掉金属镶饰的衣服（女患者要去除胸衣、项链等物品）；禁止带手机和磁卡；检查后勿接近孕妇，小孩等以免辐射损伤。

骨扫描

当肿瘤患者出现骨痛，怀疑有骨转移时就要使用骨扫描（ECT）检查。（图 18-4）。ECT 是通过放射性核素来检测骨组织的代谢异常，能显示 CT 和 X 线未能显示的骨组织病变。它与局部骨骼的 X 线影像检查不同之处是检查前先要注射放射性药物，等骨骼充分吸收，一般需 2~3 小时后再用 ECT 探测全身骨骼放射性分布情况，若某一骨骼对放射性的吸收异常增加或减退，即有异常浓集或稀缺现象，就提示该骨有病变存在（图 21-4）。

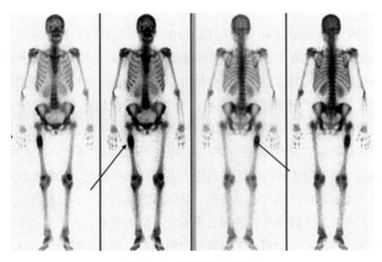

图 21-4 骨扫描检查图像

22

为什么术前需要穿着抗血栓弹力袜

★ 下肢静脉血栓是什么?

★ 下肢静脉血栓有什么危害?

★ 弹力袜的作用?

有研究表明:年龄超过 40 岁,每增加 10 岁,下肢静脉血栓形成的发生率就增加 1 倍。手术麻醉时间超过 2 小时,术后超过 30 小时未下床都是血栓形成的重要原因。术中头高脚低位比普通平卧位,血栓发生概率更高。而我们的膀胱癌患者,基本上年龄超过 40 岁;行膀胱手术的患者,其中所有的电切手术过程中,患者都是头高脚低位躺着,根治性膀胱切除的手术时间基本超过 2 小时,术后也基本需要超过 30 小时不下床。所以需要行膀胱手术的患者都是下肢静脉血栓的高发人群。

我们知道,血管是人体内的运输通道,由于心脏的跳动,动脉血管将富有氧气和营养的血液源源不断地送往全身各处,静脉血管则将体内经过释放氧气和营养后的血液回流入心脏。下肢静脉系统即负责回收腿部的血液,为了使血液向上流且不倒流,下肢静脉内有许多类似水车的隔板样的瓣膜,如果瓣膜损坏,腿部的血液回流受到影响,就会出现静脉曲张或腿肿,严重者会出现下肢静脉血栓。那么什么是下肢静脉血栓?他有什么危害?

下肢静脉血栓是指血液在下肢发生凝固或血液中某些有形成分凝集形成固体质块。由不溶性纤维蛋白、沉积的血小板、积聚的白细胞和陷入的红细胞组成。

下肢静脉血栓形成的机制

19 世纪著名医学家魏尔啸提出静脉血栓形成的三大因素是血管内膜损伤、血液状态发生改变和血液高凝状态。我们下面为大家一一讲解这三大因素。

（1）静脉血管壁损伤：当静脉壁受到任何因素损伤时，都会使内皮细胞发生变性、坏死脱落，内皮下的胶原纤维裸露，从而激活内源性凝血系统。损伤的内膜可以释放组织凝血因子，激活外源性凝血系统。受损伤的内膜变粗糙，使血小板易于聚集，主要黏附于裸露的胶原纤维上。这就好比水管生了锈。

（2）血流状态发生改变：血流的速度减慢和血流的方向紊乱导致漩涡形成。研究表明，临床上静脉血栓形成比动脉血栓多 4 倍，下肢静脉血栓形成比上肢静脉多 3 倍。这就像已经基本停水了的水管。

（3）血液高凝状态：这又分为遗传性高凝状态和获得性高凝状态，获得性高凝状态多见于手术、创伤、妊娠和分娩前后，如弥散性血管内凝血和抗磷脂抗体综合征。左下肢血栓形成的发生率远远高于右下肢，特别是原发性髂 - 股静脉血栓形成。

下肢静脉血栓形成的原因

（1）导致静脉血管壁损伤的原因：①机械性损伤：静脉局部挫伤、撕裂伤、骨折碎片刺伤及其他锐器伤等，均可诱发静脉血栓形成。反复穿刺下肢静脉或静脉内留置管道也可并发下肢静脉血栓形成。②化学性损伤：各种有刺激的抗生素、化疗药及造影剂均能不同程度地使内皮细胞受损，导致血栓形成。③感染性损伤：细菌血行感染也可诱发静脉血栓形成。

（2）导致血液状态发生改变的原因：手术是导致下肢深静脉血栓形成的重要诱发因素。与较大的手术中血流缓慢、淤滞有密切关系，手术中由于长时间仰卧和麻醉，下肢肌肉完全麻痹，失去正常的收缩功能，肌肉松弛，静脉舒张；手术后又因刀口疼痛，患者长期卧床、半卧位或侧卧位，下肢肌肉处于松弛状态，而使下肢深静脉血流减慢，从而为血栓创造了条件。

（3）**导致血液高凝状态的原因：**手术创伤后血小板增高，黏附性增强，术后数日内血液中血小板较正常高 2~3 倍。据报道，肿瘤手术后并发下肢静脉血栓形成率高达 40.9%。同时随着年龄的增长，血液的凝固性增高而纤溶性降低，高血压、冠心病、糖尿病、脑梗等疾病均有高凝的倾向。

下肢静脉血栓导致的并发症

血栓本身并不可怕，可怕的是血栓有可能会随着血流而流动。血栓到达哪个器官，就可能造成哪个器官缺血、缺氧而衰竭，从而导致死亡（图 22-1）。目前认为肺栓塞栓子 86% 来源于下肢深静脉血栓脱落，而下肢深静脉血栓形成的患者 51% 可发生肺栓塞。

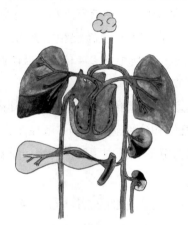

图 22-1　静脉血栓栓塞综合征

什么是肺栓塞

肺动脉栓塞（简称肺栓塞）是内源性或外源性栓子堵塞肺动脉及其分支引起肺循环障碍的临床和病理综合征。由于临床表现缺乏特异性，易误诊，国内误诊率高达 80% 左右。且起病急，病情重，病死率高。

如何预防肺栓塞

预防措施：①术后患者卧位应适宜，抬高下肢。勿在小腿下垫枕，避免小腿静脉受压，必要时可将床尾抬高30°，以利于下肢静脉血回流。术后早期活动，在病情允许的情况下应尽早活动，卧床期间进行下肢主动或被动活动，促进血液循环。②术后避免突然改变体位，防止血栓脱落。③术后口服缓泻剂，预防便秘，避免用力排便。④术后慎用止血剂。对于存在肺栓塞易发因素者须提高警惕，并给予适量抗凝药物，以降低血液高凝状态。

医用弹力袜介绍

（1）弹力袜的作用：医用弹力袜的作用主要有：预防术中、术后患者下肢深静脉血栓的形成；消除各种手术后下肢水肿；预防下肢静脉曲张加重，减轻患者症状。

（2）弹力袜的压力：医用弹力袜是在脚踝部建立最高支撑压力，顺着腿部向上逐渐递减，在小腿肚减到最大压力值的70%~90%，在大腿处减到最大压力值的25%~45%。压力的这种递减变化可使下肢静脉血回流，有效缓解或改善下肢静脉和静脉瓣膜所承受的压力。

（3）弹力袜的穿着方法：穿医用弹力袜的最佳时间是在早上起床之时，因为此时腿部血管系统处于启动最大功能的状态，具体的穿着方法：一手伸进袜筒，捏住袜头内二寸的部分，另一手把袜筒翻至袜跟，把绝大部分袜筒翻过来、展顺，以便脚能轻松地伸进袜头。两手拇指撑在袜内侧，四指抓住袜身，把脚伸入袜内，两手拇指向外撑紧袜子，四指与拇指协调把袜子拉向踝部，并把袜跟置于正确的位置。把袜子腿部慢慢往回翻并向上拉，穿好后将袜子贴身抚平。

（4）弹力袜的维护：在穿脱弹力袜时要特别注意不要被饰品、指甲或干燥的皮肤刮伤。弹力袜也需要定期清洗，尤其对于爱出汗的患者，更应注意袜子的清洁。洗涤要用中性洗涤剂在温水中水洗，不要拧干，用手挤或用干毛巾吸除多余的水分，于阴凉处晾干，勿置于阳光下或人工热源下晾晒、烘烤。

弹力袜是一种具有促进静脉血液回流心脏功能的产品。弹力袜在脚踝压力最大，顺着腿部向上逐步递减，在小腿部位减到最大压力值的80%左右，在大腿处减到35%左右。这样递减压力可使下肢静脉血回流，缓解下肢静脉和静脉瓣膜的压力，有效预防下肢静脉血栓的发生。所以，弹力袜虽然相对于普通的袜子要贵很多倍，但是它强大的功能也是普通袜子所不具备的。

23

经尿道膀胱肿瘤切除术

★ 手术步骤是什么？

★ 手术有哪些注意事项？

我们都了解非肌层浸润性膀胱癌占全部膀胱肿瘤的 80%，而其首选治疗是经尿道膀胱肿瘤切除术（TURBT）。TURBT 是经尿道膀胱肿瘤电切术的英文缩写，它是一种微创的手术方式。这种手术在患者的身体表面没有留下切口，具有操作简单、损伤小、恢复快、并发症低和可反复进行等优点。它不仅是治疗表浅膀胱肿瘤的"金标准"，还是重要的诊断方法。手术后可将切除组织进行病理分级和分期，从而判断肿瘤目前达到哪一期，以便确定下一步治疗方案。TURBT 术适用于表浅、分化良好（T_0~T_1）、直径不宜过大、过多的膀胱尿路上皮肿瘤。那么 TURBT 是一种怎么实施的手术呢？在行这种手术时，需要注意什么？

手术准备

（1）**体位摆放**：手术室护士会帮助您摆取截石位，您不用过分担心腿部长期受压，因为手术室护士会利用减压垫，来避免您的下肢静脉因过度受压而形成血栓。

（2）**设备检验**：这是术前护士都会检查的必做工作。首先检查电切镜的完好性，手术镜头以成30°角者最为适用。外科用电切器需使用高频电切刀。

（3）**冲洗液**：术中视野清晰是保证手术顺利的重要条件，为此护士需要在手术过程中用液体持续冲洗膀胱，稀释并冲走术中流出的血液，同时冲洗液从距膀胱0.8~1 m的高度畅流，保证一定的冲洗压力。

手术步骤

（1）**进镜**：在进镜之前，术者会在外鞘涂抹一层润滑剂，避免使用液体石蜡，产生油珠，导致视野模糊，可盲进镜鞘或直视下进镜。插入后用30°成角窥镜证实进入膀胱。

（2）**初步膀胱镜检查**：膀胱肿瘤电切前应全面仔细地检查膀胱，了解肿瘤的大小、部位、形态、是否多发。另外，术者对膀胱肿瘤的分期、分级、周围黏膜，以及肿瘤与膀胱颈和输尿管口之间的关系都要仔细地观察。

（3）**肿瘤电切**：所有适合电切的膀胱肿瘤都是要将基底部完整切除，包括其周边1~2 cm范围的正常膀胱组织，深度应达到深肌层，甚至切除全部肌层（图23-1）。膀胱肿瘤的电切方法，因肿瘤的部位、大小以及其位置的不同而略有不同。如果是多发性浅表肿瘤，应先切除不易到达的前壁或顶部肿瘤；而膀胱底部或三角区的肿瘤可最后切除；瘤体较小、有蒂、基底较窄，则采用顺行切除法，直接用电切环（图23-2）

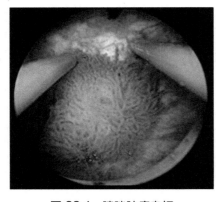

图 23-1 膀胱肿瘤电切

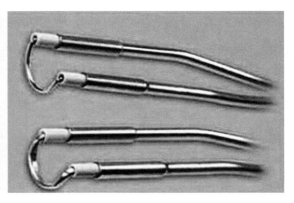

图 23-2 电切环

将其切除。老年膀胱肿瘤合并前列腺增生的患者，应根据其尿路梗阻严重程度，可以将膀胱肿瘤与增生腺体一并切除。

术后注意事项

（1）**避免膀胱过度充盈**：手术中应避免膀胱过度充盈，否则膀胱壁将会被撑破，很浅地切除也会造成穿孔。其次膀胱过度充盈，可造成切除较深的部位发生继发性穿孔。另外，膀胱过度充盈时，膀胱前壁靠近膀胱颈的部位会成为视觉死角或盲区，遗漏病变。

（2）**谨防损伤输尿管开口**：如果肿瘤位于输尿管开口附近，不可避免地会切到输尿管开口，但应避免电凝烧灼，否则将来会发生开口处狭窄，如切得太深，亦可能发生穿孔。手术时如伤及输尿管开口，最好放置输尿管支撑管引流，避免输尿管开口狭窄，引起梗阻及肾积水。

（3）**预防闭孔神经反射**：电切膀胱侧壁肿瘤时，电流刺激闭孔神经，使其发生反射，引起股内收肌收缩，导致同侧大腿突然内收、内旋，从而造成膀胱穿孔。这种闭孔神经反射可由麻醉师静脉全麻并给琥珀酸胆碱完全消除，这种短暂作用的、去极化的肌肉松弛药（肌松药）能阻断肌肉神经交接处的神经冲动传导。局部封闭也能阻断闭孔神经反射。

（4）**应急处置膀胱穿孔**：闭孔神经反射是造成膀胱穿孔的一个重要原因，膀胱侧壁肿瘤电切时，很容易发生闭孔神经反射，膀胱胀满时更易发生。为预防膀胱穿孔，术者在术中应仔细辨认结构，一旦切除组织的底部见到脂肪组织时，提示已经穿孔，应立即停止这一区域的电切。腹膜外穿孔一般不需要特殊处理，但应放置口径粗的导尿管，保持导尿管引流通畅即可。腹腔内穿孔少见，如有发生，应行手术缝合穿孔，此外还需充分冲洗腹腔，以防肿瘤细胞种植。

24

什么是电切综合征

★ 膀胱电切综合征表现是什么？

★ 膀胱电切综合征治疗方法有哪些？

概念

什么是电切综合征呢？这是一个比较复杂的问题，要说清楚这个问题，我们要从经尿道膀胱肿瘤切除术（TURBT）开始讲解。我们已经了解到 TURBT 是目前治疗膀胱肿瘤最主要的手术方式，其过程是由泌尿外科医生使用特殊的手术器械，在膀胱内一块块地切掉肿物，再将碎组织用冲洗液冲出体外。所以在经尿道电切过程中，为确保操作视野的清晰，需要大量的冲洗液。冲洗液会沿着破损静脉进入血液循环，引发出稀释性低钠血症及血容量过多为主要特征的临床综

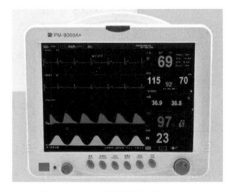

图 24-1　心电监护仪显示界面

合征，这就是电切综合征。

电切综合征的具体表现

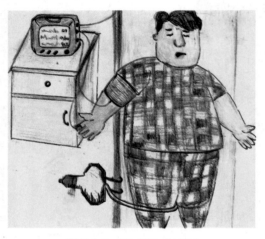

图24-2　TURS 的表现

TURBT 术的严重并发症之一就是经尿道电切综合征（transurethral resection syndrome，TURS）（图24-2），但发生极为少见，主要见于非等离子电切行前列腺电切术或巨大肿瘤膀胱肿瘤电切术。因其致死率很高，所以早期识别 TURS 与早期进行治疗十分重要。TURS 主要表现在循环、神经系统的功能异常上，其发生率及程度通常与膀胱冲洗液的吸收呈正相关。除此之外，也与患者的机体代偿能力、反应状态以及膀胱冲洗的溶液性质有关。

循环系统症状异常主要表现在：

（1）血压变化：TURS 早期可因为膀胱冲洗液在短期内快速、大量地吸收入血而使循环血容量增高，临床表现为高血压，需注意有无既往高血压病史，收缩压可在原有基础上升高 20~60 mmHg。持续一段时间后血容量迅速减少，血压降低，收缩压甚至只有 50~70 mmHg。常伴有心动过缓，严重者可诱发心功能不全。

（2）心率异常：TURS 早期出现心率加快，往后可以出现心动过缓，部分患者可出现室性心动过速。

（3）胸痛：大多持续在 10 分钟左右，后可自行缓解。但一旦出现此症状需立刻通知护士。

（4）呼吸道症状：呼吸困难是 TURS 的常见症状，是膀胱冲洗液吸收后在肺中渗出，影响肺泡通气换气功能所致，继续发展可致发绀或间质性水肿。

（5）少尿、无尿：少尿、无尿易发生于血钠明显降低的患者，但患者术后常进行膀胱冲洗，所以症状常被忽视。这就要求家属和护理人员互相配合，更仔细地观察尿量。

神经系统症状异常主要表现在：

（1）**皮肤感觉异常**：部分患者会在膀胱冲洗液大量吸收后产生皮肤烧灼感、瘙痒感，持续 2~3 分钟。

（2）**头部不适**：主要表现为恶心、无意识行动和行为混乱。当血钠过低，中枢神经进一步受损时，可出现肌肉震颤、肢体运动不协调、意识障碍及昏迷等。

TURS 来势凶猛，其根本原因是膀胱冲洗液被机体大量吸收，以致稀释性低血钠和血容量过多。常于术中及术后几小时发生。临床上的治疗方式主要是针对低钠血症和低血压治疗。治疗原则是利尿、纠正低血钠、保护心脏、防止和治疗肺水肿和脑水肿、纠正电解质紊乱和维持酸碱平衡等。

看到这里，我们不禁会想医护人员是怎样判断患者是否发生 TURS 呢？既然有这么严重的并发症，还能不能放心地做 TURBT 手术了？所以我们详细地讲解了其可能发生的症状，也是希望患者家属能配合医生一起观察。以下是术后的观察要点：

术后观察重点

TURS 若不及时救治很危险，但随着医疗水平的进步，发生 TURS 的概率极低，致死率仅有 0.6%~1.6%，也就是说，TURBT 术的安全性还是较高的。当患者做完 TURBT 术，回到病房后，医护人员应从以下 4 个方面观察：

（1）监测生命体征，观察患者神志是否清晰。

（2）进行血生化和血常规的检查。

（3）观察患者有无恶心、呕吐的症状（通过生化指标与麻醉反应相鉴别）。

（4）观察膀胱冲洗引流液的颜色以及出入量是否平衡。

25

膀胱冲洗的作用和注意事项有哪些

- ★ 膀胱冲洗的作用有哪些？
- ★ 膀胱冲洗的注意事项有哪些？
- ★ 膀胱冲洗的护理重点是哪些？

膀胱冲洗分为间断冲洗和持续冲洗两种。间断冲洗适用于膀胱内有炎症的患者，通过药液的直接接触，起到杀菌消炎的作用。持续冲洗适用于术后的患者，以及泌尿系出血的患者。

我们熟知行经尿道膀胱肿瘤切除术（TURBT），其术后常见的治疗措施是膀胱冲洗，另外，膀胱冲洗也可以治疗一些膀胱疾病及预防血块的形成。所以膀胱冲洗是国内外治疗膀胱疾病的重要治疗措施。

操作方法

膀胱冲洗是针对留置导尿管的患者，通过冲洗保持其尿液引流通畅的一种方法。其主要方法是利用三腔导尿管（图 25-1），将溶液灌入膀胱内，再利用虹吸原理将灌入的液体引流出来。具体在临床上是指将膀胱冲洗液连接 Y 形冲洗管以及与三腔导尿管（图 25-2）侧面管腔相连接，主腔与尿袋连接，其中优选子母式集尿袋（图 25-3），并妥善固定尿袋，随后开放冲洗液至最大流速，查看尿液引流情况并观察尿液颜色，我们自己设计印刷了膀胱冲洗比色卡（图 25-4）来帮助进行判断，以此来调整冲洗速度。

适合人群

膀胱冲洗适合人群包括：①泌尿系出血、感染的患者；②膀胱内有炎症的患者；③泌尿系统手术后的患者，如 TURBT 术后。

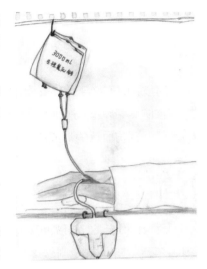

图 25-1 膀胱冲洗示意图

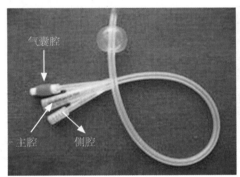

图 25-2 三腔导尿管示意图

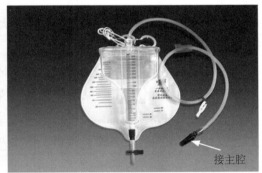

图 25-3 子母式集尿袋

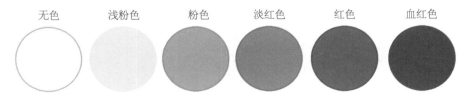

图 25-4 膀胱冲洗比色卡

膀胱冲洗液类型包括：①抗感染：呋喃西林溶液、硫酸新霉素溶液；②预防出血、止血：生理盐水、4% 甘露醇溶液；③低渗使少量肿瘤细胞崩解：蒸馏水。

冲洗作用

膀胱冲洗的作用包括：①清除膀胱内的血块、细菌、黏液、电切术后残余组织等，预防感染。②防止膀胱肿瘤电切术后残留肿瘤细胞的种植。③前列腺及膀胱电切术后，预防血块的形成所导致尿管的堵塞。

观察及护理重点

TURBT 手术后膀胱冲洗的患者，医护人员会注意观察患者有无恶心、呕吐、胸闷等不适主诉，有无剧烈疼痛、神志不清的表现；观察膀胱冲洗液的量是否足够，在冲洗液剩余不多时，医护人员会及时更换。医护患通力合作，保持引流管道的通畅，防止扭曲、打折。若患者感觉腹胀、尿急、疼痛等不适，发现冲洗液颜色突然变成鲜红或颜色加深时，请及时告知医护人员。患者自己不可随意调节膀胱冲洗的流速，以免影响膀胱的功能。

冲洗引流液达容器的 2/3 满时，需及时倾倒。活动后，冲洗的尿液颜色加深，立即告知医护人员，医护人员会根据您的情况做出相应的处理。通常情况下，医护人员会根据对冲洗引流液颜色的，判断是否在术后 24~72 小时后停止膀胱冲洗，若颜色变红，则要立即通知医护人员。停冲洗后，可进食的患者的饮水量需达到每天 2 000 ml 以上，才能达到内冲洗的作用。

26

膀胱痉挛怎么判断和处理

★ 膀胱痉挛一定会发生吗？

★ 怎么判断是膀胱痉挛？

★ 膀胱痉挛发生后的处理方式有哪些？

膀胱在经过手术或其他刺激之后，可能会变得很敏感，膀胱痉挛就是最可能发生的一种症状。什么是膀胱痉挛？如何判断膀胱痉挛的发生？膀胱痉挛发生后是如何处理的？请您仔细阅读本文，便会对以上的疑惑有个清晰的认识。

症状和原因

膀胱痉挛（图26-1），是指膀胱平滑肌或膀胱逼尿肌的痉挛性收缩。术后发生膀胱痉挛的原因，主要是由于尿管气囊腔压迫和长时间放置导尿管刺激膀胱壁，导致膀胱颈和尿道水肿。膀胱血块形成及冰冷冲洗液也是引起膀胱痉挛的原因。

膀胱痉挛对于携带尿管的患者是极易发生的一种症状，因为导尿管可能刺激到膀胱壁，引发排尿反射，就是我们常说的那种"有尿排不出"的感觉。因为每个人的膀胱壁对刺激的敏感度不同，有的人症状不是十分明显；有的就是因为排尿反射

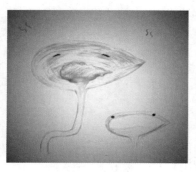

图 26-1　痉挛的膀胱

过于强烈，导致膀胱内部肌肉持续收缩，膀胱部疼痛难忍。

所以，患者发生膀胱痉挛的原因主要概括到以下 6 点：①膀胱颈受刺激引起。②管道不畅引起，如引流管扭曲、打折。③长期尿潴留致不稳定性膀胱。④冲洗液温度过低及冲洗速度不当引起膀胱痉挛。⑤膀胱及尿道的感染导致膀胱敏感性增高。⑥患者对疾病知识缺乏，精神焦虑，过度紧张。

膀胱痉挛分级

术后发生膀胱痉挛表现分为以下四级：Ⅰ级会出现膀胱憋胀感；Ⅱ级会出现尿道口周围有血性尿液溢出，并有阵发性下腹胀痛；Ⅲ级下腹部会出现剧烈疼痛，冲洗液不断且颜色呈鲜红色，甚至反流；Ⅳ级可引发大出血，形成血块堵塞管道。

处理方法

医护人员会根据膀胱痉挛的临床表现做出相应的处理：首先是安慰患者，缓解患者紧张情绪，指导深呼吸和放松；其次是疼痛评分，给予缓解患者疼痛，预防因疼痛而使膀胱痉挛更加严重；最后检查冲洗管道和引流管道是否通畅，有无血块凝集形成，以防因尿管堵塞加快膀胱痉挛的进程。

此外，医护人员还针对不同程度的痉挛，采取如下处理措施：①对于Ⅰ级膀胱痉挛：条件允许可降低冲洗速度，用热毛巾湿敷腹部，或者是将膀胱冲洗液加温，调整患者体位，缓解痉挛。②对于Ⅱ级的膀胱痉挛的患者：在Ⅰ级的基础上应用解痉药物，如吲哚美辛栓、山莨菪碱注射液。③对于Ⅲ级膀胱痉挛的患者：及时冲出血块，用热毛巾湿敷腹部（避免腹部显性伤口）；调整患者体位、将膀胱冲洗液加温；用解痉药物，如吲哚美辛栓、山莨菪碱注射液；口服拮抗痉挛的药物；必要时使用止痛药物，缓解疼痛。④对于Ⅲ级以上膀胱痉挛的患者，如膀胱大量血块形成，需再次进行手术治疗。

27

为什么需要再次行 TURBT

★ TURBT 术后肿瘤复发率多少？

★ 做完 TURBT 手术为什么还会复发？

有很多患者会问："我做完经尿道膀胱肿瘤切除术（TURBT）后为什么还会复发？"我们将就这一问题给您做一个详细的解答。我们提到过，TURBT 术后复发率高达 60% 左右，那么为什么它会有这么高的复发率呢？

TURBT 术后膀胱肿瘤复发与肿瘤残余（其中残余率约 35%）、术者电切技术与经验、送检标本质量相关。此外，TURBT 术后膀胱癌复发的原因还包括：①膀胱黏膜受致癌物质持续刺激导致肿瘤新发，这与患者的职业和生活环境有关，肿瘤多处起源并先后发生。②虽然可见的肿瘤病灶被切除后，但其他肉眼不可见的病变继续生长形成新肿瘤。③手术切除过程中可能有肿瘤细胞脱落、种植在受损黏膜，在缺乏机体免疫监控的情况下，向膀胱壁内层穿透生长，发展为复发肿瘤。

TURBT 是非肌层浸润膀胱癌的标准方法，其中肿瘤的病理分级和分期是影响预后的最重要因素（表 27-1）。术后肿瘤复发及进展一直是膀胱癌治疗的难点，通常术

表 27-1　EORTC-GUCG 疾病复发及进展风险评估表

因素	复发	进展
肿瘤数量		
1 个	0	0
2~7 个	3	3
≥ 8 个	6	3
肿瘤直径		
<3 cm	0	0
≥ 3 cm	3	3
复发程度		
原发	0	0
每年复发 ≤ 1 个	2	2
每年复发 >1 个	4	2
分级		
Ta	0	0
T_1	1	4
是否合并原位癌（CIS）		
否	0	0
是	1	6
分级		
G_1	0	0
G_2	1	0
G_3	2	5
总分	0~17	0~23

后 3~5 年内肿瘤复发率达到 60%，复发患者中约有 20% 的患者病理分级会增加，约有 10% 的患者肿瘤可进展侵犯膀胱肌层。

因此，高质量的 TURBT 手术与术后远期复发率密切相关。膀胱内灌注治疗或化疗的效果，是评估膀胱癌是否进展或导致死亡重要的预后标准。接受膀胱内灌注治疗有效的患者，也有少数会进展为肌层浸润性膀胱癌，仍需要定期复查；而治疗无效的患者中进展为肌层浸润性膀胱癌的比例更高。所以术后患者坚持定期行膀胱镜复查也非常重要。根据欧洲癌症治疗研究组织风险表中相关数据，推荐将患者疾病复发和进展的可能分为 3 个风险层次，见表 27-2。将患者按照发病风险进行分组，可作为规范化治疗的一项重要参考。

表 27-2　风险分层

风险层次	特　　征
低风险	原发，单发，Ta，G_1 期（低级别尿路上皮癌），直径 <3 cm，没有 CIS（注：必须同时具备以上条件才是低危非肌层浸润性膀胱癌）
中等风险	所有不包含在低危和高危分类中的肿瘤
高风险	以下任何一项：① T_1 期肿瘤；② G_3（或高级别尿路上皮癌）；③ CIS；④ 同时满足：多发、复发和直径 >3 cm 的 $TaCIG_2$（或低级别尿路上皮癌）

28

TURBT 术后注意事项

★ 术后不良反应有哪些?

★ 术后尿管留置及冲洗的作用?

★ 术后有哪些注意事项?

患者顺利做完经尿道膀胱肿瘤电切术（TURBT），从手术室出来后，会有哪些不良反应？需要注意些什么？出院后什么时候复查？我们都会在本章做详细的讲解。

不良反应

术后早期的恶心、呕吐常常是麻醉的不良反应，待麻醉作用消失后，症状会慢慢消失。但不是所有的恶心、呕吐都由麻醉作用引起，也可能是其他原因。所以一旦发生恶心、呕吐，请及时通知医护人员，查明原因，尽早处理。

术后产生的剧烈疼痛也可影响各器官脏器的生理功能和休息，在发生疼痛时我们需要了解其部位、性质和程度，根据具体的情况来采取有效措施。引起疼痛原因有很多，如伤口疼痛、静滴高浓度电解质所引起的疼痛、膀胱痉挛引起的疼痛等。那么缓解疼痛应采取的措施有哪些？我们目前可以通过以下 4 种方法来做：①保持良好心情，听听音乐，做深呼吸放松，以分散注意力，减轻对疼痛的敏感性。②采取舒适体位，有利于减轻疼痛，咳嗽时用手按压腹部伤口，减轻伤口张力，可以缓解疼痛。③术后也可采用患者自控镇痛泵（PCA）止痛（图 28-1）。

PCA 可以在您感觉疼痛时，主动通过计算机控制的微量泵按压按钮，向体内注射麻醉医生事先设定好的药物剂量进行镇痛。一般是每小时 2 ml 的剂量。④术后在使用患者自控镇痛泵的情况下，疼痛仍然剧烈，可向医护人员提出再使用止痛药物，如盐酸布桂嗪或哌替啶注射液等。

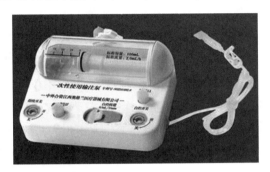

图 28-1　患者自控镇痛泵

术后尿管护理

术后医生会为患者留置一根三腔气囊导尿管，这一尿管能达到压迫止血和引流尿液的目的，尿管内医生会根据患者的创面大小打 20~60 ml 的气囊（图 28-2），所以，不用担心因为自己的活动而使尿管脱出。护士每天会消毒 2 次尿管以防感染，同时患者也要注意无论是躺在床上或下床活动的时候，切忌让

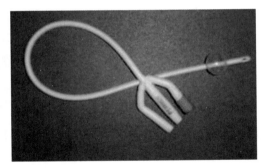

图 28-2　三腔气囊导尿管

尿袋的位置高于膀胱，更不能让尿袋拖在地上，以免逆行感染的发生。尿管的拔除时间通常为术后 3~5 天，导尿管刚拔除时，可能会出现尿频、尿急、尿痛等膀胱刺激征，甚至是轻度出血和短暂尿失禁的情况，但这是正常现象，不用过于担心，患者可以通过锻炼自己的肛提肌，即肛提肌锻炼：吸气时缩肛，呼气时放松肛门括约肌（类似排便、排尿中断的感觉）来缓解尿失禁的症状，另外通过患者每日饮水 2 500 ml 以上，来增加排尿次数及尿量，达到冲洗膀胱的目的。这些锻炼均可改善上述症状，促进术后的恢复。

膀胱冲洗

术后医护人员还会对患者进行持续的膀胱冲洗，来保证尿管的通畅。我们知道膀胱冲洗液包括很多种，如蒸馏水、4% 的甘露醇和生理盐水等，为什么术后只选用生理盐水作为持续的膀胱冲洗液呢？

首先因为蒸馏水是不含任何电解质和微量元素的低渗溶液。当其大量进入机体后，极易被机体迅速吸收。所以它不仅会进入到肿瘤细胞的残余组织中，也会进入红细胞中，引起血管内溶血，严重者可出现血红蛋白尿，从而造成肾损害，甚至引起急性肾衰竭。所以，蒸馏水不作为持续膀胱冲洗的选择。

那为什么术后不用 4% 的甘露醇呢？原因是术后患者需要维持出入量平衡，而甘露醇有利尿作用，会引起患者体液失调，不利于术后康复。

所以只有 0.9% 氯化钠溶液，俗称生理盐水，它的渗透压值和正常人的血浆、组织液一样，不会增加或降低体内钠离子浓度，才是作为术后持续膀胱冲洗的首选。

冲洗液的速度也要根据个体化情况来调节，通常冲洗液的血色深、速度快；血色浅、速度慢。所以住院时如果看到周围的患者也有在进行膀胱冲洗，不要与他们进行比较。每个人手术的创面不一样，生理状况不一样，冲洗速度自然也各不相同。

如果患者在冲洗过程中，出现了强烈的尿意感或是便意感伴随着下腹部胀痛，尿液不自主地从尿道口溢出，并且反复发作，这是膀胱痉挛的表现。您请不用惊慌，应放松心态进行深呼吸。如症状仍不缓解，医护人员会根据情况适当使用解痉止痛剂，如山莨菪碱、吲哚美辛栓等。如您平时痛觉就很敏感，可在术前麻醉医生与您谈话时选择使用患者自控镇痛泵。

术后生活指导

患者术后饮食中，最重要的就是必须戒烟酒，同时多饮水，最好保证每天饮水量达到 2 000~2 500 ml，并可在晨起洗漱后快速饮水 250 ml，这样不仅可以保持大便通畅，还可以改善夜间高渗性脱水的状态。但是一定要注意不能喝盐水，因为这样反而会加重夜间高渗性脱水的状态。同时您需要合理安排自己的饮水时间，通常在上午和下午可以多喝水，晚饭后就要减少喝水的次数，并尽量避免喝咖啡、浓茶等刺激性的饮品，以保证夜间充足的睡眠质量。同时您还要多吃一些粗纤维的食物如大量的绿叶蔬菜、燕麦、水果等，防止因便秘引起的手术创面的再次发生破裂。老年患者更要注意，不要因用力排便增加脑血管意外的发生。如果您已经出现了排便困难，可以遵医嘱服用缓泻剂来帮助排便。术后，医护人员会鼓励您早期下床活动，避免压疮及下肢深静脉血栓的发生，但您要尽量避免久坐不动、骑跨动作、游泳、提重物等活动，防止创面再次破裂。

膀胱灌注

由于 TURBT 的术后存在一定的复发率，医生会根据患者的情况进行膀胱灌注化疗，其流程如图 28-3 所示。灌注通常在早上进行，灌注前 4 小时需少饮水或不饮水并排空膀胱，灌注后您需要先平卧 15 分钟，然后按左侧卧位、右侧卧位、头低足高位、立位的顺序各 15 分钟轮换 1 次，使药液达到膀胱各个部位，最大限度地发挥药物作用，灌注药液 2 小时后排尿，并多饮水，加速尿液生成，促使药物尽快排尽，防止并发症发生。如用卡介苗灌注，则要在术后 2 周开始。

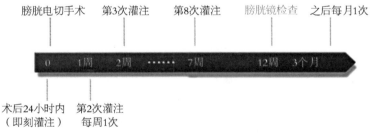

图 28-3　膀胱灌注流程图

复诊

如果患者出院后出现血尿加重、颜色鲜红、排尿困难等现象，应立即复诊。坚持定期复查，通常术后 4~8 周至门诊复查，按照出院小结上的要求，定期完成膀胱灌注，一般来说，术后每周灌注 1 次，连续 8 周之后改为每月灌注 1 次，直至满 1 年。当然，医生也会根据患者的实际病情而设定灌注的时间间隔。术后的第 1 年中，每 3 个月就复查膀胱镜 1 次，第 2 年中，每半年复查 1 次，以了解有无肿瘤复发。

29

膀胱部分切除术适合哪些患者且如何实施

★ 膀胱部分切除术适合哪些患者？

★ 膀胱部分切除术如何实施？

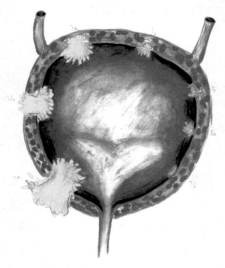

图 29-1　膀胱肿瘤分期示意图

有很多需要实施膀胱部分切除的患者会问：同样是膀胱肿瘤，为什么有的人是要把整个膀胱都拿掉，而我却只拿掉一部分，这样会不会治疗得不彻底而导致复发？膀胱部分切除的手术又是如何实施的呢？我们将在本章给大家详细地讲解。

要了解什么患者适合膀胱部分切除术？首先，我们先了解一下膀胱肿瘤的分期，所谓"分期"（图 29-1），就是医生对肿瘤在膀胱蔓延范围的估计，可用于手术方式的选择及对预后的估计。常用的分期方法有 2 种：国际临床分期和 Jewett-Marshall 分期。

（1）国际临床分期

Tis 期：为原位癌，表示肿瘤未侵犯固有层。

Ta 期：非侵犯性乳头状癌。

T_1 期：指已侵及固有层，但未达膀胱壁肌肉。

T_2 期：指肿瘤已侵及膀胱肌层。

T_3 期：表示肿瘤侵及外膜层。

T_4 期：侵及周围器官。

（2）Jewett-Marshall 分期

0 期相当于原位癌。

A 期相当于 T_1 期。

B_1 期相当于 T_2 期。

B_2 期和 C 期相当于 T_3 期。

D_1 期和 D_2 期相当于 T_4 期。

适应证

膀胱部分切除术适用于除 T_2 期、非原位癌、合适位置 <3~5 cm 的弧立性肿瘤。T_3 期以上的膀胱移行细胞癌及膀胱鳞状细胞癌、腺癌均不适合行膀胱部分切除术。那么膀胱部分切除手术该如何实施呢？

手术实施

术中医生会给患者安置成平卧位、头略低，按照此步骤来手术：①切口选择：一般均采用下腹部正中切口。②暴露膀胱：切开皮肤，用电刀切开皮下组织，继续切开腹直肌前鞘，分离腹直肌及锥状肌。再由导尿管注入生理盐水 300 ml，使膀胱充盈，将腹膜向上推开，充分暴露膀胱。③膀胱探查：切开膀胱显露肿瘤，观察肿瘤的部位、大小、数目及其与输尿管口的关系。④游离膀胱壁：术者左手在膀胱内提起膀胱壁，右手用纱布在膀胱外游离膀胱壁至肿瘤相应部位。⑤部分切除（图 29-2）：沿丝线标记将肿瘤及其周围 2 cm 正常膀胱壁，再用剪刀或电刀切除。边切边控制膀胱壁出血。若肿瘤离输尿管口很近，应行输尿管膀胱再植术。⑥缝合膀胱及膀胱造口（图 29-3）：膀胱部分切除后予以彻底止血，并用抗癌药物或蒸馏水彻底冲洗术野，并闭合切口。⑦放置引流：先用蒸馏水，再用生理盐水彻底冲洗创面并吸净后，于膀胱缝合处底部放入引流管 1 根，逐层缝合腹壁切口。

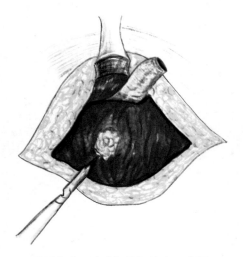 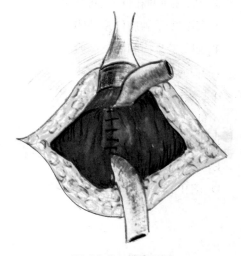

图 29-2　膀胱部分切除术示意图　　　　图 29-3　缝合膀胱

30

原位新膀胱术是什么

★ 什么是原位新膀胱?

★ 原位新膀胱手术如何实施?

★ 原位新膀胱手术的优缺点

膀胱作为一个重要的人体器官,担负着储存尿液、排出尿液的生理功能。我们了解到当患者有肌层浸润性膀胱癌、严重间质性膀胱炎、腺性膀胱炎等疾病时,都可能要行全膀胱切除术,虽然这个手术本身就比较复杂,但做完手术也只完成疗程的一半。另一个重要的问题就是全膀胱切除之后,尿液储存在哪里?靠什么力量"挤出"尿液呢?这是泌尿外科医生一直在努力思考和解决的问题。可以设想,最理想的尿流改道术,肯定是切除膀胱后,在膀胱原来的位置换一个"新膀胱",来保持人体正常的排尿途径和功能。虽然目前还没有创造出完美的膀胱替代物,但是泌尿外科医生可以通过手术实现在膀胱原来的位置换上"新膀胱"了,这个手术就叫"原位新膀胱术"。该手术于 1979 年首次报道;1982 年,Kock 对该术式的突破性改进,使其得以成熟并逐渐推广。

原位新膀胱顾名思义,实施这个手术有 2 个关键点——"原位"和"新膀胱"。"原位"是指切除膀胱后,"新膀胱"的一侧与 2 根输尿管连接,另一侧与原来的尿

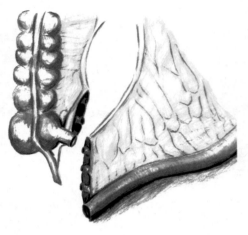

图 30-1 取 40~50 cm 带肠系膜的肠管

道连接，这才能保持正常人体的排尿通道不受影响。"原位"是指"新膀胱"具体的位置要根据术中、肠道位置等因素合理设置，不一定完全是在原有的位置上。但其核心仍是膀胱出口仍与尿道相连，尿液仍然从尿道外口排出，使得患者排尿方式不受影响。

另一个关键点"新膀胱"并不是真的膀胱。现有的医学和工程学还不能造出可以移植入人体并发挥储尿和排尿功能的膀胱替代物。"新膀胱"是医生用患者的消化道，最常用的是回肠，缝制成具有类似储尿功能的一个囊袋。这段肠管取自患者自身的一段 40~50 cm 的肠管（图 30-1）。切取之后，还要把切断的肠道两端吻合，恢复其连续性。纵行剖开切取的肠管，进行折叠构建球形，图 30-2 就是一个经典的回肠缝制的 U 形"新膀胱"，上端与两侧输尿管相连，下段与尿道相连（图 30-3）。

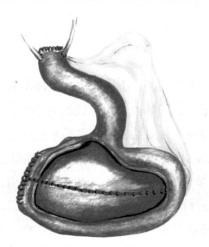

图 30-2 U 形"新膀胱"

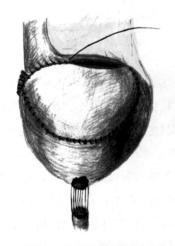

图 30-3 新膀胱与尿道相吻合

原位新膀胱术的优缺点

原位新膀胱术的优点很明显。首先，术后不影响患者的正常排尿途径。其次，由于新膀胱具有储尿功能，尿液可在新膀胱中储存到一定的量再排出，对患者术后的生活影响小。最后，从外表上看，除了下腹部的刀疤，也与术前没有区别，并不会在腹部出现造口。对患者的心理和社会生活影响也小。

原位新膀胱就像一台"金贵"的机器，优点明显，但也容易出问题。首先，原位新膀胱术有严格的手术指征。也就是说，想施行原位新膀胱术，需要一定的条件，其中最重要的是患者的自身条件，包括年龄、身体状态、肿瘤的分期等。其次，即使施行了原位新膀胱术，效果可能也不如患者预期那样理想。通过以上手术步骤的简单介绍，相信读者可以感受到这个手术的复杂程度。实际的实施过程比描述的更加艰难，影响因素也更多。任何一个环节出现问题，都可能造成不满意的疗效，甚至导致严重的并发症。

新膀胱只有储尿功能，但是没有原来膀胱的排尿功能。术后的排尿，需要依靠患者的腹压或者改变患者体位来辅助排尿，需要经过一定的练习。当排尿不及时或不完全，就会出现残余尿量增加，严重者甚至发生尿潴留。尿潴留是原位新膀胱术后常见的并发症。此外，因滞留在新膀胱中的尿液含有对人体有害的代谢产物，会被新膀胱的肠黏膜重新吸收进入人体，造成危害，甚至可以引起高氯低钾性酸中毒。不仅如此，残留的尿道也可能出现尿道肿瘤的复发，处理起来会比之前更加困难。过去认为，原位新膀胱更符合排尿生理特点，没有腹壁造口、不需要集尿袋，应当可以明显地改善患者术后的生活质量。然而，与传统观点不同的是，近年来不断有研究证实，因为排尿困难、尿潴留、尿失禁等并发症发生率高，需要辅助排尿、定时排尿、间歇性自行导尿等，患者生活质量并不高于回肠膀胱术（Bricker 术）。

综上所述，原位新膀胱是在膀胱切除后，为改善患者生活质量而创建的尿流改道术式，其具有自身的优点和局限性。原位新膀胱术的手术方案制订和实施，需要经验丰富的泌尿外科医生与患者和其家属共同参与，一起努力。

31

Bricker 回肠膀胱术：是否成熟

★ 什么是 Bricker 回肠膀胱手术？

★ Bricker 回肠膀胱术是否成熟？

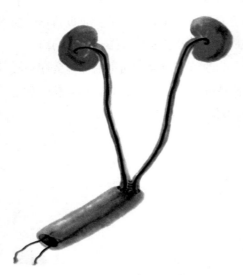

图 31-1　Bricker 膀胱

上一问为读者朋友介绍了原位新膀胱手术，它是全膀胱切除术后一种尿流改道术式。因为原位新膀胱术的复杂性和相对严格的适应证，使得它的推广受到了一定限制。那么全膀胱切除术后最常用的尿道改道术式是什么呢？答案就是大名鼎鼎的"Bricker膀胱"（图 31-1）。简单介绍一下尿流改道术式的历史。早在 1851 年，也就是 160 多年前，就首次描述了尿流改道术式。1881年，进行了第一例输尿管皮肤造口术，但直到 1906 年手术经过改良后，输尿管皮肤造口术才逐渐推广。但输尿管皮肤造口不能储存尿液，严重影响患者生活质量，并且容易存在造口狭窄、肾积水等并发症。所以全世界的泌尿外科医生都一直在探索各式各样的膀胱替代技术。小肠、大肠，甚至胃，都曾用来缝制储尿袋替代膀胱。直到 1950 年，Bricker 医生报道了用回肠制作流出通道来替代膀胱的技术，即回肠流出道术。该术式因操作相对简单、并发症少而被患者广泛接受，逐渐成为在全世界范围内的尿流改道"金标准"术式。直到今日，形成了较为固定、成熟的回肠流出道术式，也围绕 Bricker 术形成了一整套的围术期和术后长期治疗方案。为了纪念 Bricker 医生对回肠流出道术式的贡献，该术式也被称作"Bricker 术"，术中用以替代膀胱储尿功能的回肠流出道也被称作"Bricker 膀胱"。

可以看出，Bricker 回肠膀胱术是在总结前人基础上，结合自己的创新，又被后人不断完善的一个手术体系。时至今日，Bricker 术仍在泌尿外科领域发挥着不可替代的作用。一代又一代的泌尿外科医生，在继承前辈经验的基础上，也在不断发扬和创新。长海医院泌尿外科就在 Bricker 术的输尿管再植方式、腹膜外构建流出道等方面进行了许多积极和卓有成效的探索。

Bricker 术并不是一个完美的术式，但它吸收了输尿管皮肤造口术的操作优势，又避免了不能储尿、肾积水并发症等不足，可以说是一个成熟的手术体系，在全球范围仍是最常使用的尿流改道术式。下一问将介绍 Bricker 术的实施方法和可能出现的并发症。

32

Bricker 回肠膀胱术：过程如何实施

★ Bricker 手术术前准备有哪些？

★ Bricker 手术过程如何实施？

通过上一个问题的了解，我们知道了与输尿管皮肤造口相比，**Bricker** 回肠膀胱术涉及肠管的使用问题。这不仅是切除一段肠子再缝上这么简单，而是变成了涉及泌尿系统和消化系统的多系统复杂手术。所以相应的术前检查、术中操作、术后治疗和护理等多个环节都变得更加复杂和严谨。

首先，除了一般全膀胱切除术和尿流改道术所必需的术前检查外，**Bricker** 回肠膀胱术的术前，医护人员会更加仔细地了解患者的病史，尤其是消化系统的病史：是否有短肠综合征、炎症性肠病等；是否接受过消化系统手术；是否有消化系统外伤史等；这些都很大程度上决定患者是否具备手术的基本条件，必须一一仔细排查。不仅如此，复杂的手术必然会导致更长的手术时间和更大的麻醉风险。所以手术对患者本人身体条件的要求也比输尿管皮肤造口术更高。患者的年龄、预期寿命、心肺功能、是否合并冠心病等慢性疾病，也都是必须考虑的因素。

在完成了相应的术前检查，患者经泌尿外科医生评估后才能通知是否适合进行 Bricker 手术。适合手术的患者，一旦本人和家属同意，就进入了正式的术前准备阶段。除了全身麻醉手术所必需的禁食、禁水、皮肤准备外，由于涉及消化系统，所以术前还需要进行相应的肠道准备，包括预防性的抗生素使用、流质饮食、口服泻药、清洁灌肠等。对于身体虚弱而确有必要进行该手术的患者，可能还会输血、输注白蛋白等来提高患者的手术耐受能力。

切除膀胱

患者进入手术室，麻醉成功后，整个的 Bricker 回肠膀胱术可以简单拆分成如下几个步骤。实际操作会是一个更加复杂的动态过程，在这里，我们简单地向大家逐一介绍。

手术的第 1 步是顺利、完整地切除膀胱，并保持足够长度的输尿管，这一步可以完全由泌尿外科医生完成（图 32-1）。

手术的第 2 步是肠管的选取、游离和构建 Bricker 膀胱，也就是回肠流出道的构建部分。这一步需要经验丰富、手术技术过硬的泌尿外科医生完成，有时需要普外科医生的辅助。这一步需要综合考虑肠管长度、活力、血供、与输尿管和造口的相对位置等因素。将这段肠管的两端切断（图 32-2）并进行内部的清洁和消毒。然后，

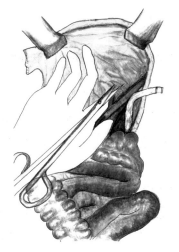

图 32-1　切除膀胱

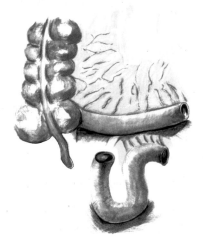

图 32-2　切取部分肠管

对切断的肠管进行重新吻合，恢复肠道连续性（图
32-3）。

手术的第 3 步是尿流通道的重建，将输尿管和
肠管吻合（图 32-4），恢复连续性后，需要将输尿
管和游离的肠管吻合。这一步非常关键，吻合的位
置、方式有很多讲究。长海医院泌尿外科团队就在
这些环节进行积极探索，包括输尿管 - 回肠串联吻
合（图 32-5）、腹膜外流出道构建等。

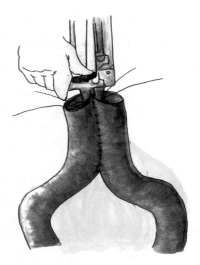

图 32-3　肠道断端侧侧吻合

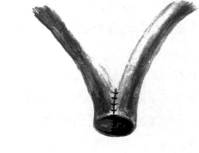

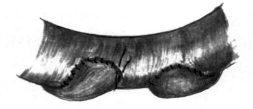

图 32-4　输尿管和肠管吻合

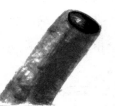

图 32-5　输尿管 - 回肠串联吻合

手术的第 4 步是回肠流出道与腹壁的吻合，构建好了回肠流出道，也就是
Bricker 膀胱了，最后一步就是将流出道的另一端固定在腹壁完成造口（图 32-6、32-
7）。这一步同样需要经验和细心，造口位置、大小的选择，腹壁皮肤与肠黏膜的吻合
等环节，都不容马虎。

可以看出，成功的 Bricker 回肠膀胱术不仅依赖患者自身的健康状况，而且也依
赖泌尿外科医生的经验和技术。手术的整个过程需要 4~5 小时，腹腔镜和机器人手
术则可能更长，7~8 个小时也是可能的。所以手术对患者的耐受能力、家属的耐心、
医生的技术和体力都是极大的考验。

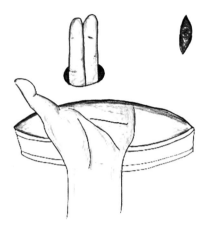

图 32-6　泌尿系腹壁造口定位

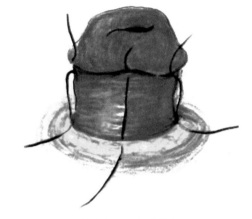

图 32-7　腹壁造口

33

Bricker 回肠膀胱术：如何配合医护人员

★ 手术前患者如何配合医生？

★ 手术过程中如何配合护士？

★ 手术后家属如何协助医护人员进行护理？

Bricker 回肠膀胱术是目前临床上全膀胱根治术尿流改道方式应用最为广泛的一种手术方式。只要患者一般情况可以耐受手术均可实施 Bricker 术，手术前患者配合特别重要，所以您的积极配合是我们手术成功的前提。

肠道准备

术前充分、良好的肠道准备是降低术中切口感染，加快术后肠功能恢复的重要步骤。肠道准备有"1 天准备法""3 天准备法"。目前临床上多采用"3 天准备法"：包括节食、灌肠及用药等 3 个步骤。术前 3 天进半流（比如米粥），术前 1 天无渣流质饮食（比如米汤、鱼汤等）；术前 3 天用甲硝唑 0.2 g，每天 3 次；环丙沙星 0.25 g 口服，每天 2 次；必要时可给予抗生素注射液，每天 3 次。术前一晚清洁灌肠，术晨清洁灌肠（图 33-1），必要时保留灌肠。

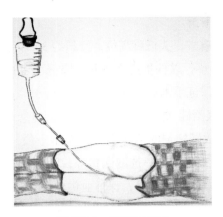

图 33-1　灌肠示意图

造口护理材料

手术中需要准备造口护理材料，包括底板、造口袋、防漏膏和造口护理粉等，我们医生和护士都会教会您如何使用、维护以及更换，以提高您的生活质量。

如何配合护士

1）首先在手术前一天，我们手术室的护士会去病房看望患者，了解您的基本健康情况，有没有高血压、糖尿病、心脏病等？如果有以上疾病，那么患者吃什么药控制？控制得好不好？同时手术室护士也会告诉您一些注意事项，比如晚上 8 点以后不能吃东西，10 点以后不能喝水，手术当天不要带贵重物品进手术室，如果有可摘取的假牙，要提前取下。

手术当天，我们会有专门的人用手术推车去接患者；同时我们也会告诉患者手术室的环境和大概的手术步骤等。我们会根据术前访视时了解到的基本情况以及特殊的情况，来完成适合的手术准备。所以当患者来到手术室，会被安放在相应的手术床上，盖好被子。这个时候会有不同的人，例如手术室的洗手护士、巡回护士、麻醉医生问患者很多问题，其中有很多是重复的问题，比如叫什么名字啊、住在几楼几床啊、有没有什么药物过敏等，请千万不要嫌烦。因为我们在每个环节都要确保患者的安全，杜绝可能发生的安全隐患。等手术的医生来了，我们会进行再次核对，核对无误了，就开始麻醉。

一般患者会采用全身麻醉，头低脚高位，倾斜约 30°。手术室护士会在手术床上加用一些海绵垫或者硅胶垫，以保护患者皮肤，降低手术时压疮的发生风险。护士会将术者所需物品备齐，保证手术顺利进行。

2）手术医生将膀胱根治性切除后，我们接着就会给您进行尿流改道重建术，也就是 Bricker 术。将之前做好标记的输尿管游离至中下段，保留血供，近膀胱处离断，远端结扎，残端送检确保阴性；选取回盲部，距离回盲部 20 cm 的带肠系膜的末端回肠襻 15~20 cm（常规切除阑尾），保证血供，用 0.5% 的碘伏或无水乙醇冲洗肠腔，我们会非常注意无菌原则，保护切口不被您肠子里的粪便污染（这也是术前需进行肠道准备的重要原因）；恢复肠道的连续性，手术医生会很认真地将您的肠子重新缝合好，将双侧输尿管回肠吻合，置入单 J 形输尿管支架管（图 33-2），进行回肠腹壁造口乳头的建立缝合。在此过程中，

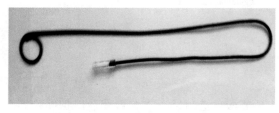

图 33-2　单 J 形输尿管支架管

洗手护士不仅是关注手术进展，准确传递术者所需物品，更重要的是保护切口周围无菌环境的完整性。巡回护士要及时将标本送检，并及时关注冰冻结果，以保证手术的有效进行。直至最后物品清点无误、切口缝合完毕，我们手术室护士、麻醉医生、手术医生会一直在您的身边陪着您。这个时候需要您积极配合麻醉医生，等您体内的麻醉药代谢完了，您能很好地配合麻醉医生好好呼吸，他会将您嘴巴里的让您非常不舒服的气管插管拔出来。等观察半小时后，您没有出现呼吸困难，血压、呼吸、血氧饱和度等指标都正常了，我们会将您安全送回病房。

34

膀胱手术可以采用腹腔镜的形式吗

★ 什么是腹腔镜手术?

★ 膀胱手术用腹腔镜的优点在哪?

★ 哪些患者可以行腹腔镜手术?

内镜的起源

　　要说腹腔镜,就必须了解其前身,也就是内镜了。内镜"endoscopy"一词起源于希腊语,"endo"指内部之意。有史可查的内镜最早起源是 1804 年德国人 Bozzini 首先大胆提出了内镜的构思和设想,并制作了一台检查身体各通道及体腔的器械,利用烛光作为照明观看膀胱尿道内和直肠腔的情况。开创了人类最早期硬式内镜的先河。最早应用于泌尿外科临床的是 1879 年问世的硬式膀胱镜。此后由于爱迪生发明了电灯,电灯作为光源使亮度大大提高。1983 年美国 Welch Allyn 公司通过将"微型摄像机"的电荷耦合固定件安装在内镜顶端,首先制造出了沿用至今的电子内镜,实现了从光学器械到电子器械的重大转变。硬式内镜作为一个分支,用于探查离体表较小的弯曲较小的通道,如硬式直肠镜、膀胱镜、喉镜等。但无论软式内镜还是硬式内镜,都仅用于探查人体自然管腔。

腹腔镜的发展

腹腔镜的发展是在腔内镜发展的基础上进行的。1901 年，俄罗斯彼得堡妇科医师 Ott 首先介绍了他在腹壁前做一小切口，插入窥阴器到腹腔内，用头镜的反射光作光源，对腹腔内进行检查，称之为腹腔镜检查。直到 2007 年，法国斯特拉斯堡大学医院 Marescaux 小组完成了世界首例腹部无瘢痕的经阴道内镜胆囊切除术，这是人类第一次真正意义上的经自然管道腹腔内镜检查术（natural orifice transluminal endoscopy surgery，NOTES）。随后 NOTES 手术在临床应用上逐渐增多，2007 年 7 月，Gettman 等报道了首次首例经膀胱进行的 NOTES 手术。2008 年 8 月，Gill 等报道了经胚胎性自然腔道手术（embryonic natural orifice transluminal endoscopy surgery，ENOTES）。

腹腔镜手术的基本技术包括显露、切开、分离、结扎、止血、缝合、冲洗、取标本等。这些与开腹手术有相同点，但也有不同的地方。通过这些技术可完成各种类型的腹腔镜手术。

腹腔镜手术的优点

（1）创伤小：腹壁上仅需要 3~4 个直径 0.5~1 cm 的戳孔，不需要牵拉所以对周围脏器和组织干扰也小。腹腔镜又可以放大局部结构，使手术医生看解剖位置看得更精细、操作得更可靠、患者受到的损伤更小。腹腔镜下切除膀胱有助于更精确、细致地处理盆底深部的结构，而且出血量少，术中无需输血。

（2）痛苦轻：由于伤口损伤小，一般腹腔镜手术的患者很少需要止痛药。

（3）恢复快：由于对胃肠道干扰小，除胃肠道手术外，一般术后第 1 天即可排气，故术后第 1 天即可进食；腹壁伤口无需拆线，术后 3 天换药无感染和其他问题，即可无需再做处理。

（4）瘢痕小，外观美：腹腔镜手术伤口小，愈合后无明显瘢痕。特别适合青少年。

（5）探查广，增加手术方便：腹腔镜手术时，腹腔镜位于脐孔处，位于腹腔的中央，只要改变镜头的方向，调整斜面或进退镜头，几乎可观察到腹腔内所有的浆膜面的病变。

（6）粘连少：术后粘连主要是腹内器官和组织与腹壁的粘连，腹腔镜手术由于伤口小、损伤轻等优势，发生粘连的概率远小于开腹手术。腹腔镜下切除膀胱对患者的术中肠管暴露时间短，术后肠道功能恢复快，减少了术后肠梗阻发生的概率。

腹腔镜手术的危险性

（1）与麻醉有关的危险性：腹腔镜手术，大部分采用全麻，盆腔手术可采用硬膜外麻醉，因此，与这两种麻醉有关的危险性都存在于相应的腹腔镜手术中。

（2）与腹腔镜的设备和特殊操作有关的危险性：如气腹针、穿刺器损伤腹内血管和脏器、腹壁创口的感染和肿瘤播散、组织和其他间隙气肿、空气栓塞。

（3）与各种腹腔镜手术有关的危险性：根据手术种类不同而存在相应的并发症的危险。但您也不用过于担心，腹腔镜发生死亡的危险性很低，约 48/10 万。

腹腔镜膀胱手术的应用

根治性膀胱切除手术是泌尿系统最大的手术，过程十分复杂，时间较长，所以术后并发症发生概率高。特别是开放性膀胱手术创伤大，出血量相对较多。医生行手术的时候手术视野受限，这更增加了手术的难度，因此结合上述腹腔镜手术的优点，现在更多的泌尿外科医生选择采用腹腔镜来进行膀胱手术（图34-1）。

那么，是不是所有膀胱疾病的患者都可以行腹腔镜手术呢？不是的，对于有腹膜炎、恶性腹水或曾行过腹腔手术的患者绝对

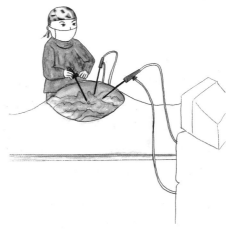

图 34-1　腹腔镜手术示意图

不可以做。还有盆腔纤维化、器官巨大症、肥胖的患者也会增加手术的难度。此外，如果患者有大面积的淋巴扩散，也可能宜行腹腔镜手术。

35

机器人可以做膀胱手术吗

★ 机器人手术的发展历程是什么？

★ 机器人手术的器械构成有哪些？

★ 机器人手术的优缺点有哪些？

我们了解了腹腔镜手术由于其损伤小、术后恢复快、住院时间短等优点在临床上得到了广泛的应用。但是由于人体解剖结构的复杂性和腹腔镜技术自身的局限性，也会造成一些手术盲区，加之器械臂长、硬、直、可操作性差，复杂精细的微创手术采用腹腔镜往往比较困难。随着机器人技术的发展，使用手术机器人来进行微创手术受到越来越多外科医师的关注。

机器人手术是在微创的基础上将手术的精度和可行性提升到一个全新的高度，也是代表了一个以手术机器人为代表、以计算机信息化处理为标志的新一代外科手术时代。

手术机器人技术的发展历程

1920 年，捷克著名的剧作家卡佩克在他的科幻剧本《罗素姆万能机器人》中第一次提出机器人这个词。1959 年"机器人之父"乔·恩格尔伯格研制出世界第一台工业用机器人。到了 20 世纪 80 年代中后期，为了解决外科手术中存在的精度不足、切口较大、操作容易疲劳等问题，机器人技术逐渐进入外科领域。美国 Computer Motion 公司于 1994 年推出了 AESOP 机器人手术辅助系统，该系统具有一个可以模仿人手臂功能的机械臂，通过手术医师的声音或者脚踏来控制机械臂，操作腹腔镜镜头来完成摄像以及视角变换的功能，提供比人为控制更精准、更一致的镜头运动，这就能让医生的手空出来更加轻松地进行手术，并且为医生提供直接稳定的手术视野。

1996 年，Computer Motion 公司在 AESOP 系统的基础上又推出了 ZEUS 手术机器人系统，ZEUS 手术机器人具备了现代机器人手术操作的特点，操作手的每个机械臂都具有 6+1 个自由度。该系统最有名的临床应用是 2001 年，法国的 Jacques Marescaux 教授利用 ZEUS 系统在美国的纽约与法国的斯特拉斯堡之间成功完成了世界首台远程机器人辅助胆囊切除术，两地相距 4 000 km，手术耗时 54 分钟。这是外科史上，继微创技术及电脑辅助应用以来的第 3 次变革，成功引入了一个全球外科技术共享的理念：即外科医师无论身处何处，都可以参与世界上任何地方的手术。然而，尽管 ZEUS 机器人系统安全性高，术前机器人安装准备时间少，但是其从操作手的布局方式占用空间较大、工作空间较小、灵活性相对较低，成为制约其继续发展的关键因素。直到 1994 年，机器人装置辅助泌尿外科医生进行经皮肾镜穿刺。1996 年美国 Computer Motion 公司研制了一款功能强大具有良好视觉系统的机器人系统，即宙斯系统。1999 年美国 Intuitive Surgical 公司开发出达·芬奇外科手术系统。

达·芬奇机器人构成

达·芬奇手术机器人正式的名称为"内窥镜手术器械控制系统"，它是由美国直觉外科（Intuitive Surgical）公司研制的一款高级外科手术机器人系统。达·芬奇手术机器人主要由 3 个部分构成：医生操作系统、机械臂系统和成像系统（图 35-1）。

与传统的腹腔镜手术相比，达·芬奇机器人手术有着明显的优势：① 3D 高清影像技术为主刀医师提供高清晰、全方位立体式手术视野，可以准确地进行组织定位（图 35-3）；②医师通过医师控制台操控机器手臂，操作方式遵从医师开放手术操作方式，减少了培训和学习的时间；③内镜可以拆卸连接到任何一个机械臂上，使手

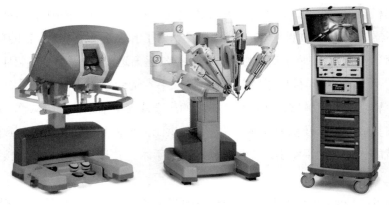

图 35-1　达·芬奇手术机器人

术视野更加广阔；④更小、更细的机械手加上全新设计的手腕，为手术操作提供前所未有的灵活度；⑤更长的支架设计为医师提供了更大的手术操作范围。

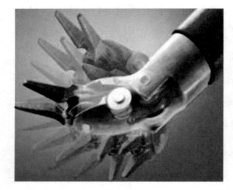

图 35-2　机械臂旋转角度灵活

目前，长海医院使用的手术机器人是达·芬奇机器人第 3 代，它比原来的机器人更加优异，并具有以下特点：①操作更灵活（图35-2）。它的器械腕有 7 个自由度，包括臂关节上下、前后、左右运动与机械手的左右、旋转、开合、末端弯曲共 7 个动作。可以完全模仿人手动作，对于狭窄区域的解剖更比人手灵活。②重现人手的机器人系统（图 35-4）。直观实时的动作控制，可以过滤人手的生理颤

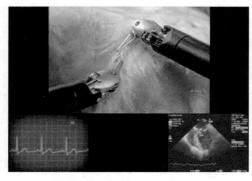

图 35-3　高清 3D 视野

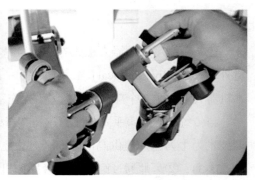

图 35-4　重现人手的握持感应

抖，动作幅度按照放大的比例缩小。

　　当然，达·芬奇机器人在临床运用中也有它的不足。首先，机器人做外科手术的成本比较高，行机器人手术的患者需要额外支付高昂的仪器使用费。其次，手术医生双手由于不直接接触器官组织，因此不能掌握组织的质地、间隙及有无血管搏动等触觉判断。

　　另外，机器人手术也是一种腹腔镜手术，所以它用于膀胱手术的适应证和禁忌证与腹腔镜手术基本一致。它的好处在于手术可以做得更精准，缝合得完美，术后并发症发生的概率更小。达·芬奇机器人手术是未来外科手术发展的趋势。

36

医生如何为患者选择合适的手术类型

★ 膀胱疾病有哪些常见的手术类型？

★ 医生选择手术方式的原则有哪些？

手术类型的选择既依赖于疾病特点和患者自身情况，又是对医生经验和能力的体现。总体而言，外科手术经历了从巨创到微创，从开放到腔镜的变革。

那么患者如何能了解自己是适合哪种手术呢？我们先了解各个手术的特点，首先是腹腔镜手术，与开放手术（图 36-1）相比，腹腔镜手术（图 36-2）具有以下特点：①对患者体表损伤小。这样不仅美观，还可以减少切口感染和并发症。②减少了术中腹腔内脏器的暴露，尽可能地保持了脏器的温度和湿度，术后恢复快。③术野清晰，通过先进的显像系统，可将术野放大，使得操作更加精细。

图 36-1　开放手术

其次是 3D 腹腔镜、单孔腹腔镜等技术。当然更先进的是将机器人远程控制装置引入到腹腔镜手术系统，就诞生一类新兴的手术——智能臂辅助腹腔镜手术，也就是通常所说的"机器人手术"。机器人手术，不仅继承了腹腔镜手术的优势，还具有操作更加灵活和精准、远程操作的优点。另外机器人手术还具有更立体的视野和放大成像，可以更大、更清晰地感受到术野内物体的景深。

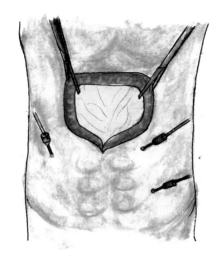

图 36-2　腹腔镜手术

目前，腹腔镜和机器人手术在泌尿系统有天然的优势——自然腔道，即尿道。泌尿外科医生可以通过腔道内镜对泌尿系统的疾病进行诊断和治疗。经过尿道，我们也可以进行一系列手术，而避免了从体外开刀进入体内。这是另一类型的微创手术，甚至可以说是无创手术。对膀胱疾病而言，经尿道可以对非肌层浸润性膀胱肿瘤进行电切除或激光切除，即 TURBT。还可以进行膀胱水扩张等手术。

选择原则

虽然微创手术具有上述优势，但同样存在着自身不足，比如手术时间长、操作不便等，尤其是触觉反馈的减弱甚至是消失。触觉反馈指的是，医生可以通过手指的触觉感受到器官的质地、温度、搏动、与周围器官粘连的程度等。通过操作器械，腹腔镜手术的触觉反馈极大地被削弱了，而机器人手术则几乎没有触觉反馈。

我们认为，选择理想的术式的原则可以归结为 3 个"最"，即最大限度地切除病灶及可疑组织、最少的并发症及最高的术后生活质量。要做到这三个"最"就需要综合考虑患者的肿瘤分期、预期寿命及家属意愿、术者技术、相关科室水平等方面，这也是一个由医生、患者、家属共同参与的个性化医疗决策过程。

我们以膀胱癌为例，非肌层浸润性膀胱癌的患者绝大多数可以通过自然腔道，也就是经尿道完成切除，不需要"开刀"。而肌层浸润性膀胱癌，现有的医学证据表明，必须将整个膀胱切除，才能最大限度地切除肿瘤，延长患者的预期寿命。这就需要"开大刀"了。而究竟选择开放手术还是腹腔镜或机器人手术，需要进一步评估。如果患者之前有其他的腹腔手术史，预期腹腔内脏器粘连严重，则进行微创手术难度将会增大不少。又比如患者年龄很大，基础身体条件不够好，对手术耐受能力低，那麻醉时间更长的机器人手术可能也并不是最好的选择。而年轻患者，如果对手术后恢复，尤其是对性功能恢复有较强的预期，可能更适合机器人手术。所以患者的体型（消瘦、肥胖）、性别、体表瘢痕、骨折病史、畸形等都会对手术类型的选择起到至关重要的作用。

综上所述，即使在机器人手术时代，诸如根治性膀胱切除加尿流改道等膀胱手术仍然是技术难度大、并发症发生率高、高度个性化的手术。这里的"个性化"，不只是考虑到患者的身体条件和疾病的个体差异，也应该考虑到术者和所在医院的差异。

37

手术可能会有哪些并发症

★ 手术后并发症有哪些？

★ 每种并发症的表现、原因和处理方法是什么？

★ 腹腔镜手术特有的并发症有哪些？

经常听患者说，在被医生找到去谈话时，医生会说出一大堆的术后并发症，有些患者的家属甚至被医生谈得哭了。其实，为了遵循"知情同意"原则，手术前医生会告知家属或患者与手术相关的一系列可能发生的并发症，但并不是所有的并发症都会发生在每位患者身上。在医疗技术逐渐发展的当今，医护人员通力合作，努力将并发症的发生率降至最低。本节将详细讲述膀胱手术后患者可能发生的并发症。

首先，手术对人的机体来说是一个较大的应激，不论什么类型的手术，往往存在一些共性的术后并发症：肺部感染、下肢静脉血栓和切口脂肪液化。

其次，由于膀胱是泌尿系统中一个重要的器官，不同术式并发症各不相同，术后可能会发生以下 16 种个性化的并发症。以下我们分别讲述并发症的表现和原因。同时也会为大家讲解处理的方法。这其中例如：

（1）**膀胱痉挛**：主要表现为膀胱区有憋胀感和肛门有下坠感及便意感、痉挛性腹痛等症状。这是由于手术时把肿瘤从膀胱壁上剜除时损伤了膀胱黏膜，使膀胱敏感性增加；另外导尿管的气囊刺激膀胱三角区以及冲洗液温度过低及冲洗速度不当刺激膀胱平滑肌收缩均可导致膀胱痉挛。痉挛次数如果增加可引起出血，血块堵塞管道加重膀胱痉挛。主要的处理方法是出现膀胱痉挛后要保持膀胱冲洗管路通畅，保证导尿管通畅，医护人员会用注射器加压冲洗；痉挛严重时可使用解痉、止痛药物；患者也可以做深呼吸放松情绪以及根据尿液的颜色随时调整冲洗速度。

（2）**出血**：膀胱手术最早期的并发症主要是出血，主要表现为膀胱冲洗或引流液的颜色呈鲜红色，严重时可伴有患者的心率加快、面色苍白、口唇发绀、四肢湿冷，甚至血压下降。其原因主要是因为血管焦痂脱落、小血块形成未及时冲出等引起膀胱痉挛等，且 50% 的出血均发生在手术当天。术中及术后出血与膀胱肿瘤的特性有关，出血易发生在那些病变较广泛，需切除面积较大的患者。其处理方法是实施持续膀胱冲洗，经常挤压尿管，确保管道通畅，防止血块堵塞尿管而使膀胱充盈，导致创面张力过大加重出血。若处理后出血仍持续存在或加重，则需行膀胱镜下血块清除及电凝止血。

（3）**经尿道电切综合征（TURS）**：其表现为循环系统和神经系统的异常，患者易出现少尿、表情淡漠、恶心呕吐、胸痛，以及心率增快、血压升高，甚至出现昏迷、心力衰竭、呼吸困难，严重者可引起死亡。这是因为电切中冲洗时灌注压高，使冲洗液经手术创面大量、快速吸收，易使血容量急剧增加，造成机体循环负荷过重，形成稀释性低钠血症、水中毒。处理方法是应及时对症处理，立即给予吸氧、抗休克、补钠等治疗。密切监测患者血压和血钠至正常水平。多见于前列腺电切术，在膀胱癌电切术中极为少见，除非肿瘤创面过大，切除时间过长。

（4）**膀胱穿孔**：可分为腹膜外或腹腔内穿孔。腹膜外穿孔表现为冲洗液进入膀胱腹膜外间隙，常无明显症状；但腹腔内穿孔可引起肠胀气，甚至严重腹胀。因膀胱肌层厚、弹性大，穿孔可很快自行闭合，一般术后 2~3 天症状即可明显改善。其原因是在切除膀胱侧壁肿瘤时，易引起闭孔神经反射导致膀胱穿孔。具体处理方法是保持导尿管通畅，防止尿管堵塞，使膀胱处于空虚状态。或者患者取半卧位，将床头抬高 30°~45°，可使渗出液局限在盆腔自行吸收防止感染，减轻腹胀。

（5）**尿潴留**：其表现为腹胀、排尿困难，患者会感到尿液储集在膀胱内但无尿意。其原因是因为手术时切除肿瘤时损伤膀胱或过度充盈造成膀胱收缩无力，此为少见，此外可由电切损伤尿道，同时留置导尿管也会损伤尿道黏膜，使尿道水肿，诱发了尿路感染并造成排尿困难。这也可见于严重 BPH 患者，其处理方法是口服抗生素控制感染；拔除尿管前在膀胱内注入 500 ml 红汞等，使逼尿肌收缩，膀胱内外括约肌松弛，引起反射排尿。对于 BPH 患者，可用 α 受体阻滞剂。

（6）尿道狭窄：临床表现为排尿不畅、尿线变细。其原因是因为靠近膀胱颈口的肿瘤在行电切术后膀胱颈口易形成瘢痕挛缩导致尿道口的狭窄，或电切镜对尿道损伤及尿道感染所致。定期行尿道扩张术或尿道内切开术，对膀胱颈挛缩，可再次行电切术。

（7）肠梗阻：表现为腹痛、腹胀和恶心、呕吐，肛门停止排便排气。体格检查时腹部体征如：腹部膨胀、有压痛及反跳痛、肠鸣音亢进等；X 线腹部平片（立位）示：早期可见胀气的肠襻，晚期可见阶梯状气液平面。其原因是手术中使肠管长时间暴露，并且多次翻转导致术后肠粘连；同时术中操作和麻醉导致胃肠蠕动受抑制；腹腔感染、炎症、漏尿导致麻痹性肠梗阻以及肠吻合口狭窄等。其处理方法是禁食和水，待梗阻缓解后，患者开始排气、排便，腹痛、腹胀的症状消失后，进食时需要注意从清流质、流质逐渐过渡到半流质；同时进行床上抬臀运动，早期活动可使全身各系统的代谢增强，加速胃肠道运动功能的恢复。处理时还可以留置胃管并保持胃管引流通畅，及时将积聚于胃肠道内的气体和液体吸出，以降低胃肠道内压力和张力；同时配合顺时针方向按摩腹部，或者胃管注入石蜡油，每次 20~30 ml。还有一种方式是咀嚼口香糖，通过咀嚼运动神经传导，把信息传给大脑，大脑再反射刺激肠壁促进肠蠕动。中医上也讲按摩足三里可以促进肠蠕动，缓解腹胀，足三里位于膝下 3 横指。

（8）尿瘘：其表现是可以看到膀胱造瘘管或尿管引流出尿液减少，而伤口引流液逐渐增多。实验室检查引流液肌酐呈数十倍增高，CT 检查新膀胱周围有大量积液。其原因是：肠黏液堵塞输尿管支架管及导尿管，导致膀胱压力过大；患者刚手术后易发生低蛋白血症；吻合口感染。其处理方法是术后患者取低半卧位，定期低压冲洗输尿管支架管，保持各引流管引流通畅。一旦患者出现腹胀、腹痛的症状，及时告知医护人员。

（9）淋巴瘘：其表现是早期的术后引流液可呈黄色或淡黄色，每日引流量超过 200 ml，高位淋巴瘘取引流液行乳糜试验阳性，排除尿瘘后就可诊断为淋巴瘘。其原因是在根治性全膀胱切除术中，手术医生会清扫周围淋巴结，淋巴管不完全闭合或焦痂脱落造成。其处理方法是，首先给予患者食低盐、低脂肪、高维生素优质蛋白饮食；其次是保持引流管通畅，做到充分引流。

(10) 肠瘘：其表现是患者出现腹痛、腹胀，大便增多或麻痹性肠梗阻而停止排气排便，并伴有体温升高＞38℃。最主要的是腹部切口有黄色分泌物或伤口引流管可引出黄色粪渣样物。其原因是患者术后肠吻合口水肿；患者全身状况差，出现贫血和低蛋白血症；出现吻合口血运障碍；感染。处理方法是患者取低半坐卧位；禁食、水；留置胃管，保持胃管引流管通畅；腹腔冲洗，确保引流通畅。

(11) 电解质紊乱：主要表现为患者出现精神萎靡、厌食、呕吐，严重时可出现呼吸困难。主要是因为：肠壁具有分泌及吸收功能，肠道黏液分泌碳酸氢盐，与尿液接触时吸收尿液中氯离子和钠离子，当尿液潴留在肠代膀胱时可发生重吸收，就有可能出现高氯性酸中毒、低钠血症。处理方法是保持患者的输尿管支架管引流管通畅，减少尿液在回肠膀胱内的滞留时间；定期用 5% 碳酸氢钠低压冲洗。

(12) 尿失禁：尿失禁发生于原位新膀胱术拔除导尿管后，是最常见的并发症，夜间尿失禁的发生率高于日间，表现为拔除导尿管后尿液不自主流出。尿失禁的主要原因包括尿道括约肌损伤或原位新膀胱用回肠或结肠做的贮尿囊无排尿肌，缺乏生理排尿功能，形成充溢性尿失禁；另外贮尿囊容量小而压力高也是重要原因。早期尿失禁的患者在术后 3~6 个月后，随着新膀胱的体积逐渐增大或尿道括约肌功能的逐渐恢复，症状会好转。同时要加强盆底肌训练，练习用腹压排尿，恢复新膀胱的可控性。

(13) 原位新膀胱尿潴留：尿潴留的发生率为 5%~20%，经常需要间歇性导尿来解决排尿。主要原因是由于患者不适应用腹压排尿，同时因为盆底肌肉紧张，又可能和新膀胱尿道成角以及新膀胱壁阻塞尿道口等。我们会要求患者在排尿过程中要再增加腹压，同时松弛盆底肌肉，降低膀胱出口的阻力，这样才能顺利排尿。术后 1 个月，可练习每间隔 2~3 小时用手压迫下腹部，靠腹压排出尿液，逐步形成定时排尿的习惯。

(14) 结石：当患者术后出现尿线呈间歇性、排尿时间长、残余尿多及肠黏液的积存，易导致尿路感染而形成结石。因贮尿囊有较好的贮尿功能，而无排尿中枢控制，不能产生有效收缩，需要腹肌、膈肌的收缩产生腹压作为排尿动力，感染持续存在可引起磷酸铵镁结石的形成，尿流改道患者结石多由镁、铵、磷组成，高氯性酸中毒患者易引起肾结石。回肠膀胱肾结石的发生率约为 15%，结肠膀胱肾结石的发生率约为 3%，原位新膀胱术的贮尿囊结石发生率可高达 20%。处理方法：口服排石颗粒；体外震波碎石；输尿管软镜碎石。

（15）**肾积水**：患者出现发热、腰痛、肾区叩击痛等症状，部分患者还可伴有恶心、肾功能损害、血尿。这是由吻合口狭窄导致，是手术后的远期并发症，回肠膀胱术后两侧输尿管放置 2 根支架管，主要起支撑、扩张引流的作用，防止吻合口漏尿、狭窄。术后 1 个月可拔除 2 根输尿管支架管，因其留置时间过长易导致感染和结石的形成，造成拔管困难损伤输尿管。处理方法主要是在膀胱镜下重新留置输尿管支架管，扩张狭窄的吻合口或再吻合术。

（16）**性功能障碍**：主要症状就是不能恢复正常性生活。男性在接受膀胱根治性切除时，需要切除前列腺，这个过程中很难避免损伤支配阴茎勃起的海绵体神经和血管，80% 以上的患者术后丧失了勃起功能；女性因手术易导致阴道狭窄，会造成性交障碍。男性可行阴茎假体植入；女性可以通过口服雌激素及行阴道扩张术来改善。

除了以上 16 个并发症之外，膀胱手术若为腹腔镜微创手术，则具有 3 个特色的并发症：①高碳酸血症：手术中建立气腹所用的二氧化碳气体会经腹膜吸收入血，当机体内二氧化碳的吸收超过了其排出即可导致高碳酸血症。术中充气压力过大、手术时间过长、术中头低足高位使膈肌受压，导致肺顺应性下降时，更易发生。②皮下气肿：一般发生于年龄较大、手术时间长、气腹压高的患者。轻度的皮下气肿可表现为气腹针孔周围出现局部刺痛或胀痛，阴囊、局部皮肤及胸腹部有握雪感、捻发音等，一般可自行吸收，不需要特殊处理，重度的皮下气肿对呼吸和心血管系统可产生明显影响，需要切开皮肤排气。③肩背部疼痛：是因为残留的二氧化碳刺激膈神经，或由于气体吸收后，造成局部环境酸性化，使炎性反应加重，致痛因子释放增多引起。一般术后吸氧使残留的二氧化碳尽快排出，进行疼痛部位按摩、协助患者翻身，取舒适的卧位，此种疼痛可自行缓解。

38

手术后患者会有哪些不舒服

★ 手术后引起不适的因素有哪些?

★ 如何沉着应对这些术后不适感?

随着手术后原发疾病和病痛的解除，麻醉以及手术的度过，患者在一定程度上有了暂时的解脱，但术后各种不适会加重患者的身体和心理负担，这不仅影响创伤愈合和康复过程，而且还会导致多种并发症的发生。因此，术后医护人员要及时处理您的各种不适，增进您的舒适感。

手术后引起不适的因素有很多，其症状主要有恶心、呕吐、发热、腹胀、膀胱痉挛、溢尿和阴囊水肿等，我们将详细说明如下。

（1）恶心、呕吐：术后早期的恶心、呕吐常常是麻醉反应所致，待麻醉作用消失后，症状会慢慢消失。但不是所有的恶心、呕吐都由麻醉引起。膀胱肿瘤大面积电切术后，由于术中要大量的冲洗液进行膀胱冲洗，大量冲洗液进入血液循环，会导致电切综合征。发生电切综合征的患者也会表现为恶心、呕吐，严重者出现低血压，这是泌尿外科手术的患者常发生呕吐的原因。还有一些患者是因为术后留置胃管不当引起恶心、呕吐。当然不管哪种原因的恶心、呕吐，在发生时一定要将患者的头偏向一侧，并及时去除口腔分泌物。

（2）多汗：术后多汗与患者是否发热和输液时，患者自身调节作用不足有关。首先我们来了解术后发热的原因，由于机体会自我保护地吸收部分渗血和渗液，所以体温每增高 1 ℃，就会出汗，从而失去体液约 250 ml。其次输液导致多汗是由于术后会禁食禁水，但补充大量葡萄糖和静脉高营养，使血糖升高刺激胰岛素分泌，或高血糖引起交感神经兴奋，出现出冷汗、面色苍白、四肢发凉等情况。自身调节作用不足主要是患者平时睡觉时感觉热了会自动地多翻身，或把手脚伸出被外，手术后翻身活动减少，常会睡醒一身汗。另外也有一些患者因体质差，再加上麻醉、手术、感染等对身体的打击，以中医的理论来说，正气受伤，而出汗多是气虚或阴虚，或气阴两虚的表现。术后多汗往往给患者带来不适感，对于出汗多的患者，需要保持全身干燥清洁，勤擦洗，勤更换衣物、床单和被套，注意保暖，防止感冒。

（3）发热：这是术后最常见的症状。术后一般前 3 天会因吸收热量导致体温相应升高，但一般不会超过 38.0 ℃，于术后第 3 天开始，患者体温逐渐恢复正常。如果第 3 天后，患者还是发热或体温正常后再度发热，应警惕感染的发生。所以术后应密切监测体温变化，对于发热患者，除了应用物理降温或退热药物的对症处理外，更应结合血培养、尿常规、胸片、X 线、B 超、创面分泌液涂片和培养等检查，找出原因，给予针对性治疗。

（4）腹胀：术后早期腹胀是由于胃肠道蠕动受抑制，肠腔内积气无法排除所致。随着胃肠功能的恢复，肛门排气后症状可缓解。若患者在手术后数日既无肛门排气或排气后再次出现腹胀，并出现明显的恶心、呕吐，就应考虑肠梗阻的发生。尤其是全膀胱切除术后早期一定要确保胃管在位通畅，指导患者床上活动，在情况允许下，尽早下床活动，促进肠道蠕动，预防肠梗阻的发生。一旦出现腹胀，医护人员会指导您禁食、禁饮，同时给予口服石蜡油或开塞露纳肛。症状未缓解可采取胃肠减压或肛管排气等措施减轻胃肠道积气。症状严重时可应用小肠加压管进行处理。同时，针对您的全身情况给予静脉高营养和补充电解质。

（5）膀胱痉挛：膀胱癌行膀胱肿瘤电切术，术中和术后都需要使用大量生理盐水进行膀胱冲洗，由于膀胱三角区处很敏感，冲洗时很容易受到刺激，引起膀胱一阵阵地收缩，从而导致膀胱痉挛的发生。膀胱痉挛的表现可分为自觉症状和可观察症状。自觉症状是指患者有明显的膀胱区胀感、尿道口急迫的排尿感、肛门坠胀感、尿道及耻骨上区阵发性疼痛。可观察症状包括冲洗管道一过性受阻，膀胱内液体反流，可看到莫菲滴管液面升高，导尿管周围溢液，引流液颜色加深等症状。

引起膀胱痉挛的原因较复杂，主要有以下几点：①膀胱三角区受刺激引起。包括膀胱三角区及后尿道创面，导尿管气囊对膀胱颈的刺激。②管道不畅引起，如凝血块阻塞引流管，或患者为求体位舒适，使引流管扭曲、压折。③长期尿潴留致不稳定性膀胱。④冲洗液温度过低及冲洗速度不当引起膀胱痉挛。⑤膀胱及尿道感染致使膀胱敏感性增高。⑥患者缺乏疾病相关知识，精神焦虑，过度紧张，诱发膀胱痉挛。严重时可引起大出血，形成血块堵塞管道。

一旦出现膀胱痉挛：①应检查导尿管冲洗管道和引流管道是否通畅，有无血凝块形成，以防因尿管堵塞加重膀胱痉挛。②消除患者紧张情绪，及时安慰，指导深呼吸和放松，以缓解疼痛。③调整患者体位。④冲洗液加温。⑤减慢冲洗速度。⑥痉挛严重时，可使用吲哚美辛（消炎痛）栓或止痛解痉药物。

（6）溢尿：主要表现是导尿管外有尿液溢出。引起溢尿的主要原因有：尿管堵塞、膀胱痉挛、膀胱过度活动症、腹压增加等。一旦发生溢尿，不用紧张，可以用手牵拉和挤压导尿管，确保导尿管在位通畅，在导尿管通畅的情况下，可多饮水，起到自行冲洗的目的。避免腹压增加的因素，如咳嗽、便秘、负重等，症状未缓解可使用解痉药物或抑制膀胱过度活动的药物。同时，要保持会阴部皮肤干燥清洁，勤擦洗，勤更换衣裤，预防会阴部湿疹和尿路感染。

（7）阴囊水肿：阴囊的组织疏松，是水肿好发的部位。由于微创技术的发展，腹腔镜和机器人手术也广泛应用于临床，无论是腹腔镜手术还是机器人手术都是建立在气腹之上，气腹压会引起静脉回流受阻使阴囊皮肤组织间隙液体积聚过多，导致阴囊的水肿。一旦发生阴囊水肿，应抬高阴囊，可用毛巾折叠后垫在阴囊下方，以促进血液回流。妥善固定导尿管，防止导尿管压迫或与阴囊摩擦引起阴囊破溃。同时，防止尿液从导尿管外溢出，尿液浸渍阴囊后阴囊容易发生溃疡和感染。可进食患者还可多吃高蛋白质、高热量饮食，补充足量蛋白，减轻阴囊水肿。

除此之外，还有留置各管道引起的不适，因此在留置各种管道期间需要妥善固定，避免打折、受压、牵拉，保持管道通畅，定时挤压导管，引流袋需低于伤口、膀胱的位置，预防逆行感染。

39

术后医护人员和家人会怎么照料患者

★ 术后家属需要注意哪些方面?

★ 术后医护人员会怎么做?

手术后请不要过于担心，医护人员有一套完整的工作流程，针对不同手术有不同的医护常规。术后患者病情尚未稳定期间，请家属 24 小时陪护。我将从以下 9 个方面给大家详细讲解。

麻醉

手术结束后，麻醉药有一段代谢时间，即使患者已清醒，药效也未完全消除。为防止意外发生，我们需要注意以下 3 种情况：①全麻后要去枕平卧 4~6 小时，保持呼吸道通畅。②术后因为麻醉药的副作用会导致恶心、呕吐，应及时将患者头偏向一侧，清除口腔内呕吐物，防止呕吐物阻塞气道，导致窒息。③麻药的残留作用会导致患者嗜睡，打鼾使舌头后坠而堵塞气道，出现打鼾时要及时唤醒患者。做到这 3 点是非常重要的，但是也不仅仅是这 3 点，例如刚做完手术的患者，可能会因为伤口的疼痛，伤口引流管、导尿管的刺激，体位不舒适等原因出现躁动不安，所以我们医护人员及家属更要关注患者的情绪，防止患者出现意外拔管、坠床等不良事件。

卧位

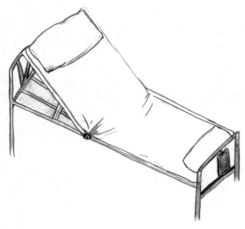

图 39-1　床头抬高 30°~45°

患者术后一般平卧 4~6 小时后，可把床头抬高 30°~45°（图 39-1），取半坐卧位，有利于减轻腹胀、加快肺复张和减轻腹部伤口的张力。在术后早期，鼓励患者并协助他在床上多翻身，活动四肢。2~3 天后视病情，在许可的情况下，协助患者下床活动，以促进肠蠕动的恢复，减轻腹胀。活动应坚持循序渐进的原则，逐步完成床上翻身、活动四肢、抬高床头半坐卧位、床边坐位、室内活动、室外活动。下床活动时注意妥善固定各导管，引流袋低于管道口，防止逆流而引起感染。活动时如果感到头晕，请立即坐或蹲下，并寻求帮助，在帮助人员未到时，请做好自我保护。

饮食

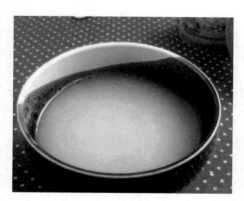

图 39-2　流质饮食

术后禁食、水，口渴难忍时可用棉签湿润嘴唇，咀嚼口香糖有助于肠道的早日恢复。术后肠蠕动恢复才可进食，一般先进食流质，如米汤（图 39-2）；再到半流质，如稀饭、面条、馄饨（图 39-3）；逐步过渡到普食，如米饭（图 39-4）。宜进食易消化且营养丰富的食物，多食粗纤维以防便秘，忌食烟酒及辛辣食物，避免生冷、油腻食物，以免引起肠道感染、腹压变化而导致创面出血。

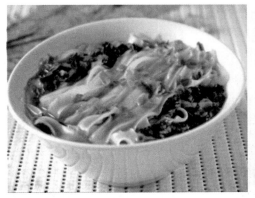

图 39-3 半流质饮食

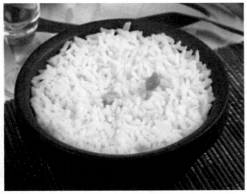

图 39-4 普通饮食

活动

术后第一天患者应多做深呼吸及咳嗽运动，防止坠积性肺炎；多做床上抬臀运动，促进肠蠕动，防止肠梗阻；在咳嗽、活动时要按压伤口可以减轻疼痛。特别是行全膀胱手术的患者，因术中取截石位，所以小腿后部在支架上长时间受压，再加上手术创伤、术后卧床时间的延长等因素，一定程度上使血液的黏稠度增加，或使血液处于高凝状态，均易致静脉血栓形成。主要表现为患肢疼痛、肿胀、腓肠肌深压痛伴有活动受限，高发于术后 1~4 天。因此，为防止静脉血栓

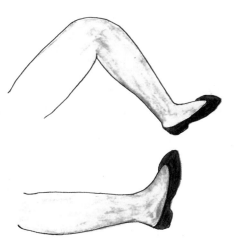

图 39-5 下肢功能锻炼

的形成，手术当天开始穿抗血栓弹力袜，术后更需加强下肢功能锻炼（图 39-5）。具体的做法是，请家属在患者未下床前在床上每天定时按摩患者的双下肢，指导并配合患者做踝关节的伸屈活动或进行双下肢主动伸缩运动。术后应注意加强观察下肢血运、足背动脉搏动情况、远端色泽、皮温及感觉，更要随时关注患肢的肿胀程度，抬高患肢，以减轻肿胀与疼痛，但切忌按摩，以防血栓脱落形成其他部位栓塞症状。

膀胱冲洗

膀胱肿瘤电切术后要进行膀胱冲洗，护理中我们会将气囊尿管妥善固定，确保膀胱持续冲洗及引流通畅；冲洗液瓶高度与患者的心脏距离 60~70 cm，冲洗液的速度一般根据引流液的颜色来调节，保持冲洗液速度与引流速度相一致。如引流不畅请及时通知医护人员，他们会加快冲洗速度，并轻轻挤压导尿管或用 20 ml 注射器冲洗与抽吸，及时引流出膀胱内血块或残留组织，以保持引流的通畅。特别是全膀胱切除原位新膀胱术后的患者，在行持续膀胱冲洗时需要保持膀胱冲洗和导尿管引流的通畅，避免导管受压和扭曲，家属要经常挤捏引流管，防止肠黏液堵塞尿管。患者如有憋尿、尿急等不适，请及时告知护士，同时注意观察尿液颜色，尿液颜色变红，也及时告知护士。

胃肠减压

胃肠减压可促进肠蠕动恢复，防止肠瘘。术后持续胃肠减压可有效防止胃内容物的反流，误吸引起窒息，同时促进肠管吻合口愈合，避免伤口裂开。家属术后应注意应激性溃疡的发生，密切观察胃液也就是引流液的颜色，并准确记录，若引流出咖啡色液体从引流管中流出，要及时报告医生或护士，并配合做好相应处理。

盆腔引流

盆腔引流管需要妥善地双固定，防止引流管脱出。引流袋不能放在地上，以免污染。下床活动时引流袋不要高于管道口，防止引流液回流并引起感染。如果伤口引流管或敷贴周围出现较多的鲜红色血液时，需及时告知护士。

留置导尿

全膀胱切除原位新膀胱术后保持导尿管通畅非常重要。导尿管不通畅可导致新膀胱与尿道、双侧输尿管之间的吻合口发生漏尿。要防止导尿管打折、受压，所以要经常挤压尿管，观察集尿装置内是否正常滴尿。当尿液颜色变红或加深，及时告知护士。我们会进行会阴护理每日 2 次，请保持患者局部皮肤清洁。

皮肤造口

术后患者皮肤造口长期存在，所以应保持造口的清洁，并定期消毒造口周围皮肤，同时还要更换引流袋，来预防感染。家属要协助患者保持造口周围皮肤清洁干燥，并观察造口黏膜颜色，评估其血运情况，若有血运不佳，应与医生沟通，予以相应的处理。我们还要并用碳酸氢钠低压冲洗回肠膀胱，防止肠黏液堵塞管道。每天清洗引流袋的时候，操作动作要轻柔以免引起黏膜损伤。

40

手术后需要多长时间伤口才能愈合

★ 微创经尿道膀胱肿瘤电切术后恢复时间有多长?

★ 膀胱部分切和全膀胱术后恢复时间有多长?

看了前面的章节,大家知道膀胱肿瘤目前有多种手术方式,那么针对不同的手术方式,患者需要多久才能恢复呢? 我们按照手术的方式来逐一论述。

经尿道膀胱肿瘤电切术

该手术的术后住院时间比较短,恢复也较快。这主要根据肿瘤的大小、电切的面积、出血情况等因素来决定,术后患者无特殊情况、尿液颜色较轻,一般3~5天可以拔除尿管,但拔除尿管后1个月内禁止憋尿,防止膀胱充盈而导致出血。面积较小的创面愈合一般需1个月,面积较大的创面愈合时间相应延长。

膀胱部分切和全膀胱切除术

术后住院时间相对来说较腔内电切手术长。患者术后安返病房后，会继续禁食 2~3 天，常规补液，待肠蠕动恢复、肛门排气后才可逐渐进食，术后 1~2 天可继续使用抗生素防治感染，护士会关注尿液引流的颜色，调节冲洗速度，伤口引流管一般会在术后 3~4 天拔除（具体视患者恢复情况）。Bricker 术（图 40-1）患者输尿管支架一般于术后 4~6 周，经代膀胱造影证明输尿管回肠吻合处无造影剂外渗后拔除。具体恢复时间视伤口愈合的速度及并发症的发生情况而定，一般为 10 天左右可以出院。

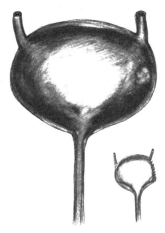

图 40-1　膀胱部分切除

影响伤口愈合的因素

术后伤口恢复是疾病恢复的关键因素之一，伤口如果出现了问题，就会延长住院时间，影响整体的疾病治疗。伤口愈合的影响因素包括全身因素和伤口局部因素。

全身因素包括：①年龄：组织的再生能力一般是随年龄的增加而减退。②营养状况：营养状况的好坏将直接或间接影响创面的愈合。蛋白质缺乏，常导致组织细胞再生不良或者缓慢，肉芽组织形成受阻。③维生素：尤其是维生素 C 缺乏将使成纤维细胞合成胶原的功能发生障碍。④不良习惯：吸烟也会导致血液循环系统功能障碍，主要原因是尼古丁会使血流减慢，又使血液携氧能力下降，影响外周组织的氧供给，阻碍伤口愈合。⑤潜在性或伴发疾病，如糖尿病、贫血、恶性肿瘤、肾功能不全等。例如糖尿病患者易并发周围神经病和血管性疾病，导致血液供应障碍，因此糖尿病患者容易出现创面难以愈合。恶性肿瘤患者的创面难以愈合的原因主要是肿瘤组织的快速生长与坏死组织易于感染。⑥用药情况：非特异性消炎药物的运用，因其能阻断前列腺素的合成而抑制创面愈合过程，所以也使愈合缓慢。⑦心理状态：压抑、紧张、焦虑会使机体的免疫系统功能受损，从而间接地影响创面的愈合。相反，积极的心态会有利于创面的愈合。

影响创面愈合的局部因素有哪些呢？首先创面常常会被细菌等微生物污染，但不一定会导致感染。因为正常皮肤有一些正常菌丛生长，当形成创面时，正常菌丛就会移行至创面。如果条件成熟且机体抵抗力下降，则会引致感染。尽管说炎症反应是创面愈合的基础，但过度的炎症反应却会引致局部组织细胞的坏死，阻碍创面愈合，不及时控制会导致全身感染，加重创面愈合难度，甚至有生命危险。

41

怎么阅读病理报告

★ 病理报告有哪些作用？

★ 膀胱的正常组织学结构？

★ 膀胱癌的关键词有哪些？

★ 手把手教您看懂自己的病理报告

★ 常见的膀胱肿瘤有哪些？

在老百姓眼中，当人们一旦发现身体长了不明原因的肿物，或是体检发现有可疑肿物，每个人的第一反应都是：这个肿物是良性还是恶性？恶性的肿物是早期还是晚期？但是，即便是外科医生也很难立即准确地诊断肿物的性质。要精确诊断肿瘤的性质，往往需要通过临床活检的方式，将送检组织标本进行病理检查，病理医生需要在专业的显微镜下观察细胞组织形态，才能做出专业诊断。因此，病理检查又称为"诊断的金标准"！

对于患者而言，一份病理报告常常被认为是一份判决书，但当患者心情忐忑地接到病理报告的时候，对于病理报告上的专业医学词汇，常常第一反应是看不懂，患者和家属是"一头雾水"，需要临床医生的解读。下面将从病理科的工作流程、膀胱组织的正常组织形态和几种常见的膀胱肿瘤入手，对病理报告进行初步的解读，从而使患者及家属自己能够读懂病理报告上的"密语"。

从手术活检到一份病理报告的工作全流程

病理是否等于普通的抽血化验？答案当然是否定的！病理诊断是在显微镜下对于细胞的形态和细胞组织结构的观察，更直观更准确的明确细胞的来源和疾病的性质。在对病理工作不了解的情况下，大家往往认为病理是一个比较简单的工作，其实病理诊断不同于化验。在收到临床送检的一份组织标本之后，病理医生首先要进行"三查七对"，包括核查患者姓名、住院号、年龄、性别、病区、送检组织来源等信息，还要核查送检申请单、组织标本和记录本的准确一致，才能接收这一份标本。

病理医生接收的新鲜标本并不能直接在显微镜下观察，而是需要经过复杂的工序才能送到病理医生的显微镜下诊断，这些繁杂的程序包括：标本的固定（福尔马林）、取材、脱水、石蜡包埋、切片、HE（伊红 - 苏木素）染色、封片。这是常规病理的制片流程，需要 24~48 小时。一些疑难病例常常还需要专家会诊讨论或者免疫组织化学辅助诊断。也就是说即便是"芝麻大"或者"针尖大"的组织标本，投入的人力和时间都是巨大的。所以在膀胱手术之后，患者能够做的就是耐心等待病理结果，一般需要 3 个工作日到 1 周左右的时间，才能拿到关乎自己生活质量、后续治疗措施的病理报告。那如何具体到我们膀胱系统呢，这就需要了解膀胱的组织学结构。

膀胱的正常组织学结构

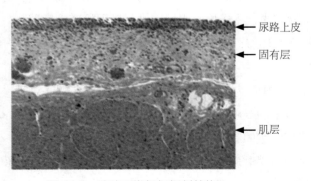

图 41-1　膀胱正常组织解剖结构

膀胱和尿道上皮均由内胚层的泌尿生殖窦发育而来，而固有层、肌层和外膜来源于周围中胚层的间叶细胞，虽然组织发生不同，整个泌尿排泄通道都被覆尿路上皮。膀胱壁由四层结构组成：尿路上皮、固有层、肌层和外膜层或浆膜层（图 41-1）。尿

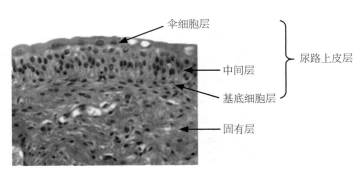

图 41-2　正常膀胱的尿路上皮

路上皮的厚度以及上皮细胞的形状的变化取决于膀胱的充盈程度（图41-2）。当膀胱空虚时，上皮细胞的层次可多达 7 层。最深层的细胞层为基底细胞层，其上为中间层，由数层不规则多面体细胞和柱状细胞构成。最表层面也就是和尿液接触的细胞层由大细胞覆盖，被称为伞细胞层。当膀胱充盈时，被覆的上皮可以只有 2 层细胞的厚度，分别为基底层的立方形细胞和表层拉伸变平的伞细胞。

　　通俗来说，伞细胞层就相当于膀胱黏膜的保护伞，在显微镜下观察，一旦膀胱肿瘤发生，这些大体积的伞细胞就消失了；其最表层的细胞层就是尿路上皮，它随着膀胱尿液的充盈或空虚，改变着自己细胞的层数，最常见的膀胱肿瘤来源于尿路上皮。

病理报告中的关键词

　　不同疾病的病理报告通常会出现不同的关键词，膀胱癌中频率最高的几大关键词分别是异型性、异型增生、原位癌和浸润癌等。我们一一来为大家解释。

　　首先是在病理报告中，病理描述一栏中常常出现"异型性"一词，"异型性"其实指的就是与正常组织结构的差异程度，异型性最大，肿瘤的恶性程度往往越高。当然在良性肿瘤和恶性肿瘤中均可以出现组织结构的"异型性"，但两者的差别在于良性肿瘤中一般只有组织排列的异型性，且细胞的异型性较小，而恶性肿瘤中既有组织排列的异型性，也会出现细胞的异型性。以膀胱乳头状瘤和乳头状癌为例，二者均排列成乳头状结构，但是乳头状瘤伞细胞存在（图41-3），细胞层次略增多，肿瘤细胞排列成乳头状结构，细胞异型性不明显；而乳头状癌则不然（图41-4），伞细胞消失，细胞层次明显增多，肿瘤细胞体积大，核质比增大，细

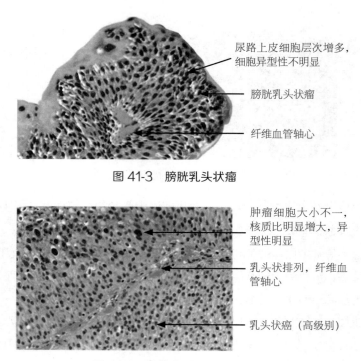

尿路上皮细胞层次增多，细胞异型性不明显

膀胱乳头状瘤

纤维血管轴心

图 41-3　膀胱乳头状瘤

肿瘤细胞大小不一，核质比明显增大，异型性明显

乳头状排列，纤维血管轴心

乳头状癌（高级别）

图 41-4　膀胱高级别乳头状癌

胞异型性明显。

　　其次是在病理描述或诊断中，常常有"异型增生"一词，"异型增生"也就是不典型增生或非典型增生，是癌前病变的形态学表现。一般认为，恶性肿瘤在发生前几乎均有"异型增生"。如果能够及时发现和治疗这些"异型增生"，可以预防相应部位癌的发生，所以发现"异型增生"特别关键。

　　"原位癌"和"浸润性癌"是什么意思？所谓的"原位癌"，通俗地说就是局限在原位的癌，没有形成浸润和转移，仅在黏膜层，未浸及固有层。尿路上皮原位癌预后较差，如果多灶性尿路上皮原位癌伴有浸润性肿瘤的患者死亡率可达到45%~65%。

　　"浸润性癌"即我们所说的癌症，"浸润"表示癌细胞已经从发生的部位向更深的地方侵袭浸润。"浸润性癌"在临床分期中通常用"T"来表示，至于"T"下标的阿拉伯数字，如 T_1、T_2、T_3 等，是用来细分浸润程度，也最后决定了肿瘤的临床TNM分期。

手把手教你看懂病理报告

为了更直观地让患者及家属读懂自己的病理报告，我以一份非浸润性膀胱癌的病理报告为例，手把手教你来阅读和理解自己的病理诊断报告（图41-5）。

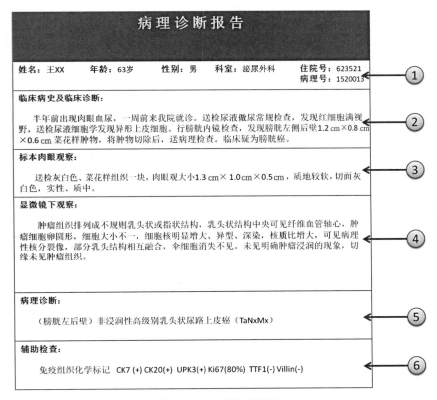

图 41-5　病理诊断报告

病理报告主要分为以下 6 个部分：

（1）患者的基本信息：涵括姓名、年龄、性别、科别、病理号和住院号或门诊号。这些基本信息不可忽视，病理科在接收标本后会做多次核对。因为住院号或门诊号是每个患者在医院的唯一号码，只有保证了这个的准确，才能让患者明白自己的诊断。

（2）临床资料：病理诊断离不开临床资料，临床资料由临床医生填写在病理申请单上，帮助病理医生做出判断。这也是病案资料的一种形式，其具有法律效应，其中的各项内容对病理诊断均有一定的价值。

(3) **组织标本的肉眼观察**：病理诊断离不开对送检组织标本大体肉眼的观察，虽然病理诊断是通过显微镜下观察做出最后判断，但是肉眼观察和取材也至关重要！病理医生进行标本的检查，碰到标本数量较多时，会逐个沿最大面切开，充分取材。如果是膀胱根治标本，在肉眼观察描述中，常常还出现涵盖膀胱的大小、肿瘤的位置、肿瘤浸润的深度、输尿管的长度和直径、前列腺和精囊腺的大小以及和肿瘤的关系的语言描述。

(4) **组织标本的镜下观察**：这就是指病理医生通过专业显微镜对组织切片进行观察。组织切片经过染色之后，就能够看到深蓝色的细胞核和红色的细胞质，医生通过对各种细胞、组织结构的改变对疾病做出判断，将镜下所见概述到镜下观察一览。也就是对于常常出现的"异型增生""异型性"等关键词做了解释。病理医生在这一栏中，不做出"最后宣判"，而是对"宣判内容"进行详细介绍，如果是肿瘤患者，其中常常包括：肿瘤细胞排列的组织结构特点；肿瘤组织的生长方式；肿瘤细胞的细胞学特点；肿瘤细胞的恶性程度；肿瘤组织与周围组织的关系；淋巴管、血管及神经有无侵犯；淋巴结有无转移；远处器官有无转移等。

(5) **病理诊断和病理分期**：病理诊断一般言简意赅，用一句话来表明肿瘤的部位、性质、分化程度和组织来源。

肿瘤的分级和分期常常用作选择治疗方法和估计预后的指标。临床常用的 TNM 分期系统标准如下：

TIS：原位癌；

Ta：局限于黏膜，通常为乳头状；

T_1：侵犯上皮下结缔组织；

T_2：侵犯肌层；

T_3：侵犯膀胱周围结缔组织；

T_4：侵犯邻近器官或结构；

N_0：无区域淋巴结转移；

N_1：骨盆内 1 个区域淋巴结转移；

N_2：骨盆内多个区域淋巴结转移；

N_3：淋巴结转移到常见的髂总淋巴结；

M_0：无远处转移；

M_1：有远处转移。

（6）**辅助检查**：辅助检查信息中主要是涵盖了肿瘤组织免疫组化检查、染色体异常和基因检测等信息。免疫组化技术是通过组织标本特异性抗原－抗体结合的方式，使标记抗体的显色剂显色来确定组织细胞内抗原。免疫组化技术在临床上可以帮助肿瘤良恶性的判断、细胞属性的确定、帮助确定有无浸润和血管、淋巴管侵犯，以及确定来源不明的转移瘤的原发部位等。

常见的膀胱肿瘤的病理分析

病理是一个非常深奥的学问，我们在这里只能向大家简单地介绍一下各种膀胱肿瘤的病理形态。

（1）**非浸润性乳头状尿路上皮肿瘤**：包括了一系列病变，在病理学发展的过程中，经历了几次命名的改变，2003 年世界卫生组织达成共识，保持原来的乳头状瘤不变，将尿路上皮细胞癌 1、2、3 级更名为低度恶性潜能的乳头状尿路上皮肿瘤、低级别乳头状尿路上皮癌和高级别乳头状尿路上皮癌。

外生性尿路上皮乳头状瘤：是指具有纤细纤维血管轴心并被覆正常尿路上皮的乳头状肿瘤。尿路上皮乳头状瘤发病率较低，该肿瘤多见于青年患者，也可见于儿童。多数患者的肿瘤为单发，经尿道切除肿瘤是治疗的选择，肿瘤很少复发。最常出现的临床特点是肉眼或镜下血尿。组织形态上表现为稀疏的乳头状叶片（图 41-5），乳头偶尔可有分支，但无乳头的相互融合。尿路上皮无异型增生，表层伞细胞层明显，核分裂象罕见，无病理性核分裂象。病变体积常较小，细胞增殖活性低，CK20 通常仅在伞细胞中表达。

低度恶性潜能的乳头状尿路上皮肿瘤：是指类似于外生性尿路上皮乳头状瘤的尿路上皮乳头状肿瘤，但细胞增生更显著，超过正常尿路上皮厚度。多数患者表现为肉眼或镜下血尿，尿细胞学

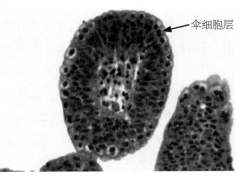

伞细胞层

图 41-5 膀胱乳头状瘤

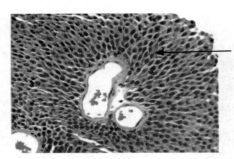

肿瘤细胞轻度异型，细胞层次增多，细胞极向完好

图 41-6　低度恶性潜能的乳头状尿路上皮肿瘤

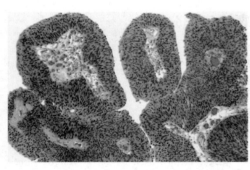

图 41-7　非浸润性低级别乳头状尿路上皮癌

检查大多正常。患者预后好，肿瘤的复发率很低，明显低于非浸润性乳头状癌。组织形态上表现为由相互不融合的纤细的乳头组成（图 41-6），细胞正常或轻度异型，排列为多层，与正常尿路上皮相比，细胞密度明显增加，但极向保存完好。肿瘤细胞轻度增大，底层细胞排列呈栅栏状，伞细胞保存完好，分裂象少见且位于底层。

非浸润性低级别乳头状尿路上皮癌：肿瘤组织由排列有序的乳头状叶片组成，组织结构和细胞学特征改变符合低级别癌的特点，如图 41-7 所示。70% 的病例发生在邻近输尿管口的膀胱后壁和侧壁，78% 的患者为单发，22% 的病例 > 2 个肿瘤。组织形态上由纤细、多分支和轻度融合的乳头组成。与低度恶性潜能的乳头状尿路上皮肿瘤相比，很容易看到细胞核极向、大小和形态、染色质的改变。肿瘤排列相对有序，细胞核呈不规则增大，核仁不明显，分裂象少见。低级别乳头状尿路上皮癌死亡率较低，< 5% 的病例进展为浸润性肿瘤并导致患者死亡，但是约 60% 的患者肿瘤可复发。低度恶性潜能的乳头状尿路上皮肿瘤和低级别非浸润性乳头状尿路上皮癌通常处理方式相同。关于是否需要在围手术期给以膀胱内化疗以降低复发风险存在争议。尽管没有统一采用的随访计划标准，一种方法是 3 个月后做膀胱镜，接着每 6 个月做 1 次膀胱镜，如果患者 5 年里没有复发，此后每年做 1 次膀胱镜。另一种选择，如果 3 个月膀胱镜没有发现复发，有泌尿专家认为自最初切除后 12 个月开始每年做 1 次膀胱镜是安全的。在高风险患者（如肿瘤多发、肿瘤较大或 3 个月复发），膀胱镜随访更加密切（1~2 年内 3 个月 1 次），随后半年或每年 1 次。

非浸润性高级别乳头状尿路上皮癌：肿瘤组织由排列无序的、具有中度 - 重度显著结构和细胞异型性的乳头状叶片组成，如图 41-8 所示。与非浸润性低级别乳头状尿路上皮癌不同，该病变在细胞核极向、形态、大小和染色质方面的改变更为明显。细胞核多形，呈中度 - 重度显著变化，染色质分布不规则，核仁明显，核分裂常见，并可出现在上皮全层，上皮不同程度增厚，细胞黏合力下降。非浸润性高级别乳头状癌患者通常采用卡

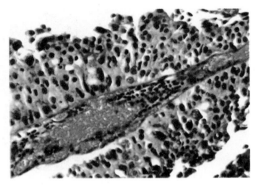

图 41-8　非浸润性高级别乳头状尿路上皮癌

介苗杆菌膀胱内免疫治疗的方法，来降低复发和进展风险。未能进行免疫治疗的患者，可接受膀胱内化疗、干扰素等治疗。患者确诊后，需要进行密切的随访，在最初 2 年内每 3 个月进行膀胱镜随访，2 年之后每年 1 次。在膀胱镜随访同时，无论最初切除肿瘤的分级，均应行尿细胞学检查。对于难治性患者或不可控制的局部症状可以选择膀胱切除。

（2）浸润性尿路上皮癌：浸润性尿路上皮癌是浸润至基底膜以下的一种尿路上皮肿瘤。肿瘤最常见的临床表现是无痛性肉眼血尿，此外还可出现凝血块和尿痛。影像学上 B 超或 CT 有时能够提示肿瘤的存在，但证实肿瘤仍然需要依靠膀胱镜检，组织学诊断要求肿瘤切除要深达膀胱肌层。部分 T_1 期患者可以仅通过膀胱局部肿瘤反复切除进行治疗，然而大多数病变范围广泛的患者，则需要根治性治疗。

肿瘤病变大体上为孤立性或多灶性，可呈乳头状、息肉状、结节状、实性、溃疡性或弥漫透壁性生长。

浸润性尿路上皮癌的组织学改变有所不同，多数 PT_1 期癌是低级别或高级别、乳头状的，而多数 $PT_2 \sim PT_4$ 期为高级别、非乳头状的。浸润性尿路上皮癌组织形态上表现为浸润性、有黏聚力的细胞巢，肿瘤细胞卵圆形、多角形或不规则形，常见核分裂象，肿瘤细胞增殖活跃，呈浸润性生长，如图 41-9 所示。评价尿路上皮癌的最重要的指标是了解肿瘤有或无浸润、浸润的范围。早期浸润性尿路上皮癌（PT_1）的局灶性浸润的特点是：在乳头轴心或固有层内出现巢状、簇状细胞团或单个细胞。对 PT_1 期的肿瘤必须注意浸润固有层的范围，其浸润深度是判断预后的重要参数。

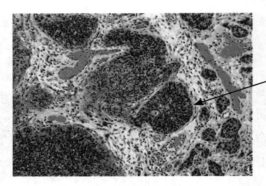

肿瘤细胞排列成不规则巢团状结构，肿瘤细胞异型明显

图 41-9　浸润性尿路上皮癌

　　与浸润性尿路上皮癌的预后息息相关的就是前面所述的 TNM 分期和组织学分型。肿瘤侵犯固有层（PT_1）者比侵犯肌层（PT_2）者存活时间长，而肿瘤蔓延至膀胱外者存活时间短（PT_3、PT_4）。尿路上皮癌有很多不同的变异型，最常见的是鳞状分化，如图 41-10 所示；其次是腺性分化，如图 41-11 所示。其他相对少见的变异型还有巢状分化、微乳头状分化、小囊状分化等，这些类型相对少见。显著的异常分化，属于高级别、高分期的尿路上皮癌，一旦诊断尿路上皮癌伴有变异型分化时，此类肿瘤患者需要行根治性膀胱切除术，常对放疗、系统性化疗反应差。

不规则鳞状上皮巢团细胞角化明显

不规则腺管样结构

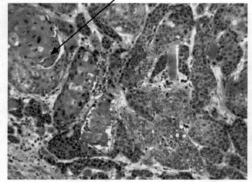

图 41-10　浸润性尿路上皮癌伴鳞状分化

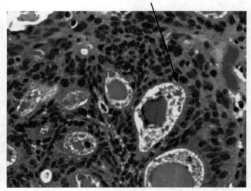

图 41-11　浸润性尿路上皮癌伴腺性分化

（3）**内翻性乳头状瘤**：由正常－轻微不典型的细胞组成，以内生性方式生长的一种良性肿瘤。内翻性乳头状瘤的病因尚不明确，可能与尿路上皮慢性炎症有关。内翻性乳头状瘤大体检查常表现为表面光滑的、息肉样病变，多数肿瘤直径＜ 3 cm。内翻性乳头状瘤属于良性病变，复发病例＜ 1%。组织形态表现为表面光滑，被覆正常尿路上皮，内生性上皮巢可从上皮表层反折至固有层，肿瘤基底界限清楚，相同大小的尿路上皮条索可以互相吻合，如乳头状深入固有层（图 41-12）。与一般的膀胱乳头状瘤不同，该病变的中心是尿路上皮，而周边是栅栏状排列的底层细胞。

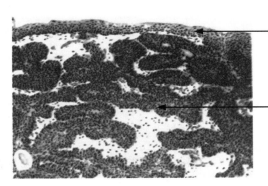

表层正常尿路上皮

内生性生长的尿路上皮索，相互吻合

图 41-12　膀胱尿路上皮内翻性乳头状瘤

42

输尿管皮肤造口术和其他手术方式的差别

★ 输尿管皮肤造口术的优缺点是什么？

★ 输尿管皮肤造口术怎么做？

★ 行输尿管皮肤造口术后需特别注意什么？

输尿管皮肤造口术是一种永久性尿道改造手术。其适用于预期寿命短、有远处转移、姑息性膀胱全切并有肠道疾患，无法利用肠管进行尿流改道或全身状态不能耐受手术患者。这种手术具有自身的优缺点，我们这里简单地做一介绍。

输尿管皮肤造口的优缺点

优点：输尿管皮肤造口术相对于原位新膀胱术和 Bricker 术来说，手术时间更短，一般进行整个手术只需 3 个小时左右、创伤小不涉及肠道、操作简单一般泌尿外科医生都能掌握、术后发生并发症的概率低、对患者身体损害小。

缺点：①由于输尿管的管径只有 0.5~0.7 cm，术后输尿管皮肤吻合口狭窄发生率高，有很多患者甚至需要终身留置单"J"管，且该管留置 3 个月左右就需要更换，这样不仅会增加造口并发症的发生，还增加患者的经济负担，降低了其生活质量。

②因为输尿管上接肾盂，术后抗反流机制消失，发生尿路感染的概率为90%。③正常供应输尿管的血管太细，容易导致输尿管坏死，肥胖患者常常需要游离更多的输尿管，更增加了输尿管的坏死概率。④输尿管皮肤造口相关并发症较多，如：造口缺血坏死、造口狭窄、刺激性皮炎等。

尽管输尿管皮肤造口术的术后并发症如此多，但是对于高龄、有严重的内科相关疾病，或者有一侧肾盂输尿管癌的膀胱癌患者，这仍然是一个非常好的手术选择。它术后肠道功能恢复快，手术后也很少发生肠瘘、肠梗阻等这些棘手的并发症。

输尿管皮肤造口术的手术方式

末端输尿管皮肤造口术有以下三种手术方式，可根据病情选用。

（1）单纯输尿管下段皮肤造口术：全麻后取下腹部正中做一个8~12 cm的切口行膀胱全切根治术，并给予淋巴清扫，游离双侧输尿管，在患者右下腹的麦氏点做一个3 cm的切口，并将左右两侧输尿管牵引至腹部外，将其出口做成双乳头状（图42-1），使用两根单"J"管作为支架。这种手术方式又有三种形式：双侧输尿管皮肤造口、单侧双输尿管皮肤造口、单侧单输尿管皮肤造口（孤立肾）。

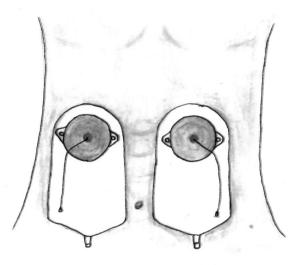

图 42-1 双侧输尿管皮肤造口

（2）皮肤乳头输尿管造口术：这种术式亦有多种，是利用切口附近皮肤包绕输尿管末端，形成乳头，便于收集尿液，预防造口回缩。

（3）带蒂皮管输尿管造口术：将下腹部侧腹壁形成带蒂皮管，将输尿管末端经形成的皮管中引出，并开口于皮管的尖端。因系形成皮管，故输尿管末端比皮肤乳头更长，更便于收集尿液。

输尿管皮肤造口单"J"管的护理

输尿管皮肤造口术后置入单"J"管的目的是保持输尿管通畅和预防输尿管及造口粘连，研究表明输尿管支架管需要终身放置，且3~6个月更换导管1次可防止输尿管支架堵塞。输尿管支架应用普遍，其不良作用主要有尿盐沉淀、单"J"管上移或脱出等。

（1）**保持导管通畅**：患者术后需注意保持双侧输尿管导管（单"J"管）通畅无扭曲，避免折叠、阻碍尿液引出。因为左、右支架管分别将左、右肾的尿液引出体外，可以让我们大概了解患者的肾功能情况，及时了解是否有血尿等。

（2）**为了防止逆行感染**：双侧输尿管支架管一般不作冲洗，如果有堵塞，须在无菌操作下抽吸或用生理盐水冲洗，每次冲洗不超过10 ml，且冲洗动作应慢，每次进入量少，切勿用力过度造成逆行感染和急性肾盂肾炎。通气后应鼓励患者多饮水，每天保证尿量在2 000 ml以产生自然冲洗的作用，并仔细观察尿液的色、质、量，记24小时尿量。

（3）**单"J"管留置的相关并发症**：①血尿：血尿多为单"J"管对膀胱、输尿管黏膜刺激，摩擦，加之活动剧烈后发生，若存在感染，血尿更明显。如果少量出血，适当增加饮水量，注意减少活动，并进行止血，抗感染治疗。②单"J"管上移或脱出：输尿管产生向下蠕动波的同时挤压单"J"管，促使其上下移动；因为单"J"管自身具有支持作用，在单"J"管自身的支持下输尿管的抗反流机制消失，使尿液随输尿管肾盂的压力差而出现反流，致使单"J"管顺着倒流的尿液上移；如肾脏随呼吸运动而上下运动，下端输尿管的不规则蠕动，都可引起单"J"管的移动；患者本身体位等方面的因素，如反复进行弯腰活动，可引起单"J"管上移；导管质量问题，包括单"J"管在体内缺乏弹性或弹性不足或导管弯曲度不够，均可引起单"J"管上移。所以留置单"J"管时要注意患者的身高，选择合适长度、型号的单"J"管，必要时使用抗回缩单"J"管，注意单"J"管外露的长度，发现单"J"管上移或脱出及时处理。③管周及管腔结石：一般单"J"管留置时间过长后极易导致管腔结石或表面壳皮形成，原因是单"J"管表面与尿中蛋白质发生反应，引起有机蛋白质团块基质沉淀，单"J"管不光滑，石垢堆积，产尿素酶的病原菌，加速结石形成。所以要多饮水，增加维生素C的摄入，酸化尿液，控制感染，定期更换导管。

输尿管皮肤造口术后康复护理重点

(1) **术后患者去枕平卧 6 小时**：头偏向一侧，保持呼吸道通畅，妥善固定各导管，注意保暖，给予低流量吸氧，心电监护，监测血压、脉搏、血氧饱和度的变化；做好病情观察，注意呼吸的频率和深度、有无呼吸道梗阻，观察伤口渗血情况及造口情况，观察引流管是否通畅，引流液的颜、质、量，密切观察造口血运情况，有无造口皮肤黏膜分离、造口处皮瓣出血等。

(2) **术后不适处理**：术后我们主要是针对患者提出的最主要的不适症状，进行处理。①疼痛，术后患者使用自控镇痛泵，每小时给药 2 ml，并于 48 小时后拔除，安置患者舒适体位，腹带保护伤口，并指导咳嗽、翻身时用手按住伤口，减少对切口的张力性刺激，评估患者疼痛程度，鼓励患者表达对疼痛的感受，心理疏导并指导患者运用正确的非药物方法来缓解疼痛。②发热，由于手术创伤的反应，可出现术后吸收热体温一般不超过 38.0 ℃，术后 1~2 日体温逐渐恢复正常。向患者做好解释，患者发热时最高体温 38.4 ℃，使用冰袋物理降温，予以温水擦浴，指导患者饮水。③呕吐，麻醉中所用的药物、麻醉期间用面罩给氧致使气体进入胃肠腔，使其扩张、胀气等原因导致患者术后呕吐，患者呕吐时要头偏向一侧及时清除分泌物，防止误吸。

(3) **引流管护理**：术后引流管较多，留置胃肠减压管、中心静脉置管、双侧输尿管支架管，要做好标记并妥善固定，并保持各管道通畅，避免牵拉、反折、扭曲、脱管等情况发生。给予防导管滑脱警示牌，做好患者及家属的防导管滑脱注意事项的宣教工作。

(4) **休息与活动**：术后 24 小时可指导患者抬臀运动，仰卧，双膝屈曲，双脚着床，双手按压床沿，臀部从床上抬起 10~15 cm，坚持数秒，慢慢放下臀部，第 1 日做 50~100 次，第 2 日增至 100~300 次，以后逐日增加次数，以患者不感觉到疲劳为主。为防止下肢静脉血栓，卧床期间应按摩双下肢并做足趾和距小腿关节的伸展运动，促进静脉血液回流，防止血液淤积导致血栓形成，一旦出现疼痛时，要随时关注肿胀程度，抬高患肢，以减轻肿胀与疼痛，但切忌按摩，以防血栓脱落形成其他部位栓塞症状。术后 48 小时后患者可试着下床活动，活动时要固定好各导管，并予协助，防止跌倒。

（5）输尿管皮肤造口护理：①更换造口袋最好选择在清晨未进食以前，避免换袋过程中尿液流出过多而影响造口底盘的粘贴及稳固性。②造口袋内尿液达 1/3~1/2 需及时排放，睡觉时床边连接集尿袋，防止尿液过满而导致逆流影响肾功能，也影响造口底盘的稳固性。③用柔软小毛巾或纱布蘸 1:3 白醋生理盐水或白醋温开水清洗造口周围皮肤及造口，去除尿酸结晶，抹洗顺序从外向内。禁用消毒剂或强碱性肥皂清洗。④操作时用棉签或餐巾纸揉成小团置于造口上，换袋动作要快，可两人同时操作，避免粘贴时尿液流出，影响造口底盘的粘性。⑤底盘粘贴后用吹风机时间应在 5~10 秒，加强底盘粘贴，但温度过高或时间过长会引起底盘粘胶干裂，反而降低粘贴效果。⑥指导患者观察尿液颜色、量、性状、气味；观察造口及造口周围皮肤的颜色、完整性等情况。⑦尿路造口袋更换时间为 1 周，如有渗漏应随时更换。⑧输尿管皮肤造口需要凸面底盘配合腰带使用，可预防造口回缩。

（6）生活与工作指导：指导患者减轻心理压力，回归社会。穿衣宜选用柔软、舒适、宽松的棉质衣服为宜，裤子宜选用背带裤或松紧腰带，弹性适中，不要箍得过紧，以免使造口受压。体力恢复后可参加工作，不要提重物，避免引起造口周围疝气。适应后可以适当参加娱乐、旅游、运动，但要避免可发生碰撞的运动。

43

小肠减压管在全膀胱切除术中的应用

★ 全膀胱切除术后为什么会用小肠减压管？

★ 小肠减压管是什么？

★ 小肠减压管什么时候拔除？

我们经常会在病房里碰到全膀胱术后患者问："护士，我肚子一阵一阵疼痛，恶心、呕吐，而且肚子很胀，这是什么原因呢？"其实很显然这是肠梗阻很典型的表现，这种情况下医生会让患者去拍腹部平片，以协助诊断，通过腹部平片也可以看出是高位梗阻还是低位梗阻，是不全梗阻还是完全梗阻。那么患者又会问："全膀胱术后为什么容易发生肠梗阻呢？"其实，只要了解手术过程就不难理解了。膀胱癌做根治性膀胱切除时，需要取长 15~20 cm 的回肠（属于小肠的一部分）来制成新膀胱，并且将剩余的回肠缝合。手术过程中需要充分游离回肠或使小肠位置发生改变，加上肠管长时间的暴露，术后血钾低导致肠道动力不足都可能发生肠梗阻。术后肠吻合口水肿、狭窄及盆腹腔炎症也可导致肠梗阻的发生。那么我们需要什么方法来治疗肠梗阻呢？

小肠减压管的应用

肠梗阻的治疗主要有手术和非手术治疗两种。非手术治疗主要是胃肠减压术并辅以肠外营养，运用润肠药物（石蜡油）及抑酶药物（生长抑素类药物），并指导患者多活动。胃肠减压术是治疗急性肠梗阻十分重要的措施，但常用的减压管只能放入胃内，对于低位肠梗阻减压作用有限。小肠减压管（鼻肠减压管）全长约3 m，可以通过幽门直接到达小肠，减压效果更加明显。这也是我们运用小肠减压管在治疗全膀胱切除术后肠梗阻的原因。

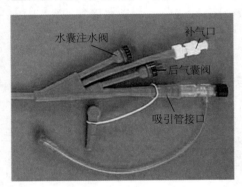

图 43-1　小肠减压管的构造

首先，我们来了解一下小肠减压管。小肠减压管是硅胶导管，全长3 m，前端为含45%硫酸钡的念珠状导管，头端有水囊注水阀、补气口、后气囊阀和吸引管接口（图43-1）。导管前端的重力球及注水前囊，能模拟食团带动导管在小肠内前行，进入顺利则提示导管已通过的肠段无明显狭窄。补气口的作用是当肠壁紧贴减压管，同时可加快引流速度，防止肠壁损伤。后气囊阀造影时可注入空气，防止造影剂反流引起图像不清，造影后需将气囊排空，防止后囊因注气过多，出现肠瘘。吸引口可连接负压引流器引流胃肠内容物。

小肠减压管最大优点是能随着小肠蠕动，可不断下行，接近或达到梗阻部位的近端，直接进行引流减压，与普通胃肠减压相比较，这明显提高了肠内引流的效果，能快速缓解患者梗阻症状，可避免肠管缺血坏死、穿孔等严重并发症的发生。尤其是低位肠梗阻时，小肠减压管可以达到梗阻部位，更有效地减压。

小肠减压管的置入方法和护理

小肠减压管的置入方法有胃镜引导下放置和X线透视的影像引导下两种。

（1）一种是胃镜引导下放置：患者取仰卧位，经一侧鼻腔插入小肠减压管，送入达60 cm，让患者改为左侧卧位，插入胃镜。在内镜直视下用异物钳将小肠减压管送入十二指肠降段以下，再将导丝送入 30~40 cm，沿导丝再次推送小肠减压管 30~40 cm，如此反复推送导管，距鼻 130 cm 后停止推送，并向前水囊注入蒸馏水 25 ml，向导管内注射 80 ml 通畅无阻力后退出导丝。

（2）另一种是 X 线透视的影像引导下置入：患者取仰卧躺在 X 线透视台上，经鼻在 X 线透视下将减压管插入胃内至幽门为止，经减压管插入导丝至减压管远端，嘱患者在透视床上改变体位，继续插入导丝使之通过幽门十二指肠球部至十二指肠降部，在导丝的引导下，使减压管进入十二指肠。并向前水囊注入蒸馏水 25 ml，拔出小肠减压管导丝，在肠蠕动作用下移动至梗阻部位。

留置小肠减压管后的护理非常重要，我们要着重地向大家介绍。

（1）**防止扭曲，滑出**：小肠减压管留置后，随着时间的增加，在肠蠕动的作用挤压下，使减压管进入体内的长度不断增加，所以患者活动时要注意保护减压管，防止其扭曲、打折、受压甚至滑出。

（2）**注入石蜡油**：留置小肠减压管充分减压的同时，必须经减压管注入石蜡油 30 ml，每日 3 次，这样有利于肠梗阻快速缓解。

（3）**观察引流液**：小肠减压管吸引口连接负压吸引器，维持有效的负压，保持引流通畅，若小肠减压管引流不畅，排液流出不好，提示导管阻塞，应及时用生理盐水冲洗，直至通畅。

（4）**口腔护理**：每天除了常规口腔护理外，还要用生理盐水清洁鼻腔。另外，每天雾化吸入 2 次来缓解患者口腔、鼻腔及咽喉部的不适。

（5）**观察**：留置小肠减压管期间，家属要注意观察患者的生命体征及腹部体征，注意有没有腹痛、腹胀、恶心的出现，呕吐等症状缓解或加重情况。还要观察肛门排气及排便情况，注意观察导管进入深度，若发现导管长度在 72~89 cm 时应高度怀疑导管有滑脱的风险。

拔管指征

如果在减压导管下行过程中，球囊能通过梗阻段的肠管（如单纯粘连性肠梗阻），则大部分患者肠梗阻症状能解除。对于单纯粘连性肠梗阻病例采用小肠减压管插入治疗后多数 3 天内即可起效，梗阻症状缓解或解除。那么梗阻症状消失是不是就可以拔管？当然不能。小肠减压管有严格的拔管指征，待肠梗阻症状完全消失，腹部平片提示气体图像消失后也不可立即拔管。拔管前需要进行夹管，夹管后腹部平片显示症状没有恶化的情况下，开始饮水，进食流质，再次拍腹部平片，观察腹部平片后如果症状没有恶化，同时 24 小时引流量小于 200~300 ml 可以考虑拔管。如果小肠减压管持续吸引 3 天症状仍不能缓解者，应考虑手术等治疗。

拔管注意事项

肠梗阻解除后，一般拔管前 1~2 小时口服石蜡油 50~100 ml，抽出前球囊内的灭菌注射用水后轻轻缓慢地拔出，对导管插入小肠较长者，应间歇分阶段拔管，不宜 1 次拔管，以防肠套叠发生。

44

为什么腹壁有个造口

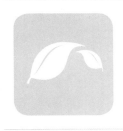

★　什么是造口？

★　造口是怎样形成的？

什么是造口

　　造口（stoma）一词来源于希腊语，意思是口或开口。其实最早的造口术是在十八世纪早期因为战争而施行的，因为当时战争和条件所限，对战场上肠管受伤的患者只能将肠管进行分离，将肠管的一端或两端引出到体表以形成一个开口，或者形成一个襻，这样不但可以解决患者的排泄问题，而且更重要的是可以挽救患者的生命，那些将肠子接起来的方法，大多都失败，因感染而死亡。以后医生将这一技术用在外科手术中，当病变的肠管被切除后，又无法将肠管相接时，肠子的一段在腹部适当的位置上被拉出并反转，然后缝于腹壁，最后便会形成一个有开口、乳头的肠黏膜，医学上称为肠造口。

　　造口一般是针对直肠、膀胱病变（如直肠癌、膀胱癌、肠梗阻等），为了保住患者的生命，医生手术切除病变的部位，例如，直肠癌会切除直肠、肛管，膀胱癌会切除膀胱，然后在患者的腹部左侧或者右侧开一个口（图 44-1）。大便或者小便通过造口不自主地排出体外，这类患者在出院以后将需要在造口处粘贴一个袋子来装排出的东西。医学上称这类患者为"造口人"。

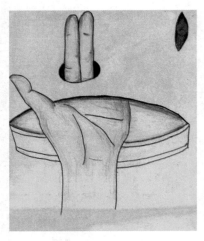

图 44-1　腹壁造口位置的选择

对于泌尿造口而言，主要应用在膀胱癌行根治性膀胱全切的患者。因为膀胱癌是我国最常见的泌尿系肿瘤，近年发病有所增加。而根治性膀胱切除术是治疗多发性、复发性及浸润性膀胱癌的标准手术方式，它能提高患者生存率、避免或减少局部复发或远处转移。膀胱癌根治术（即根治性膀胱切除术）是将膀胱全部切除的一种手术，当肿瘤侵犯尿道时则需将整个尿道切除。

造口是怎样形成的？

大家知道膀胱切除后，人体仍然会产生尿液，那么这些尿液我们怎么收集呢？最好的方法是用人造的膀胱来替代原来的膀胱。但到目前为止，所有的人造材料长时间浸泡于尿液中都会形成结石，而无法真正应用于患者。唯一的方法只有使用患者自身的器官。目前泌尿科医生已经成功地运用小肠、大肠及胃替代了膀胱。对于大多数没有接受过放疗的患者而言，一小段回肠是膀胱最佳的替代器官。所以就产生回肠膀胱术和原位可控新膀胱术。但两者有一定的区别，原位可控新膀胱术是将肠代替的新膀胱，还是放在膀胱原来位置，将双侧输尿管种植在新膀胱上，另一端与尿道相连，腹壁上没有造口。而回肠膀胱术是将所取的肠段一端闭合起来，将双侧输尿管种植在肠管上（图 44-2），另一端拉到腹壁外

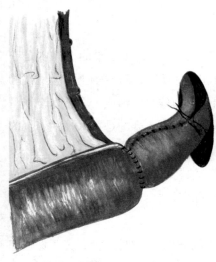

图 44-2　双侧输尿管种植在肠管上

翻形成造口（图44-3）。还有另一种方法，就是直接将一侧或双侧输尿管末端拉到腹壁做造口，即输尿管皮肤造口术。这3种手术方式是目前最常见的全膀胱切除手术方式（原位可控新膀胱术、回肠代膀胱术、输尿管皮肤造口术）。

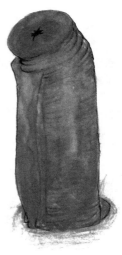

图44-3　腹壁造口

3种尿道改流的优缺点

这3种手术方式各有优缺点。原位可控新膀胱术是最复杂的一种方法，这种手术基本上可以使患者回复到术前正常的排尿功能。但对于术者技术要求高、手术时间长，术后并发症比较多，患者恢复慢，且原位可控新膀胱和原来正常的膀胱不一样，没有逼尿肌，患者必须学会腹壁肌肉的收缩，以增加新膀胱内的压力而排尿。新膀胱控尿的肌肉比较薄弱，所以部分患者术后可能会出现尿失禁，需要通过盆底肌肉的提肛锻炼，2~3个月后多能恢复正常。也有少部分患者会出现新膀胱的结石等其他并发症。

回肠膀胱术和输尿管皮肤造口术，相对原位可控新膀胱来说具有手术适应证广、手术难度小、创伤小、患者恢复快等优点，是比较常用的手术方式。但膀胱癌行回肠代膀胱术和输尿管皮肤造口术的患者腹壁往往会有个造口。术后虽然有造口，但我们可以用造口底盘和造口袋来收集流出的尿液，患者只需要每2~3小时定期排空造口袋就行。佩戴造口袋的患者穿衣服不受任何影响，也没人会看得出佩戴了造口袋。经过短期的适应后，几乎所有的患者都可以跟以前一样正常生活。

45

平时该怎样护理造口

★ 怎样选择造口产品?

★ 造口底盘如何更换?

★ 造口患者的生活上需要注意哪些方面?

造口的目的就是提高患者的生存率和生活质量。泌尿造口术只是改变排尿的通路,造口患者可以像正常人一样愉快地生活、工作和社交。但如果造口护理不当,生活质量不但没有提高,反而会出现一系列造口并发症或造口周围皮肤并发症,严重者引起造口坏死,导致手术失败。由此可见,术后造口护理的重要性不容小觑。既然造口护理这么重要,那很多患者会问:医生和护士都是受过专业培训,当然会进行造口护理,但我们患者或家属又不是学医的,没有专业知识,那我们该怎样护理造口呢?其实,造口护理并没有像我们想象得那么难,接下来我就来向大家介绍如何进行造口护理。

首先,我们要选择正确的造口产品,由于现在造口产品厂家和规格很多,为了能在日常生活中应付自如,必须根据造口类型、皮肤状态、生活习惯、经济能力等选择最适合患者的造口用品。目前使用的造口袋从结构上分为一件式和两件式;从底盘上分为平面和凸面;从功能上分为抗反流和不抗反流。泌尿造口一般使用两件式造口袋,因为回肠代膀胱术后患者,造口会分泌肠黏液,术后7天达到高峰,两件式造口袋有利于造口清洗和观察。对于造口回缩、周围皮肤凹陷或输尿管皮肤造口患者，最好选用凸面造口袋并佩戴造口专业腰带加以固定。对于造口旁疝和造口周围静脉曲张患者，选用底盘柔软的造口袋，过敏性皮炎需要更换造口袋品牌。

其次，是造口的清洗。回肠膀胱术后，肠管会不断分泌肠液，术后第3天开始分泌增加，术后第7天达到高峰，每天清洗造口可以去除肠黏液，防止黏液堵塞造口或单"J"管。同时，还可以观察造口乳头情况。清洗的方法：取下造口袋（将底盘与造口袋分离），用软纸初步清洁后，再用温水棉球清洗造口，切忌用酒精、碘酊或其他消毒液，因为会刺激造口周围皮肤。动作轻柔，以免损伤黏膜引起出血。

再者，是造口底盘的更换方法。方法如下：

（1）物品准备：造口袋、造口底盘（图45-1）、造口护肤粉（图45-2）、防漏膏（图45-3）、弯头剪刀、造口测量尺、温水棉球、擦手纸、垃圾袋。

（2）揭除旧造口袋（图45-4）：撕旧造口袋时要一手用湿棉球按压皮肤，一手轻揭底盘，自上而下慢慢将底盘撕除，如撕除困难，要用湿棉球浸润底盘后再去除。

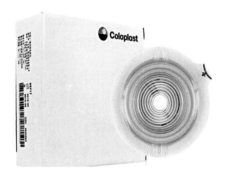

图 45-1　造口底盘

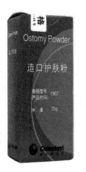

图 45-2　造口护肤粉

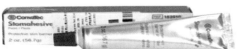

图 45-3　防漏膏

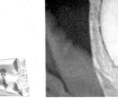

图 45-4　揭除旧造口袋

（3）**清洗**（图45-5）：用软纸初步清洁后，再用温水棉球清洗造口及周围皮肤，切忌用酒精（乙醇）、碘酊或其他消毒液，因为会刺激造口周围皮肤。动作轻柔，以免损伤黏膜引起出血。需要注意的是要将造口周围皮肤上的防漏膏清除干净，避免皮肤凹凸不平导致底盘粘贴不牢。

（4）**观察**（图45-6）：观察造口黏膜的色泽，有无水肿及坏死，观察有无皮肤黏膜分离，造口周围皮肤有无破损、过敏等情况。观察尿液颜色、量、性状、气味。造口者可以通过镜子来实现自己观察造口情况。

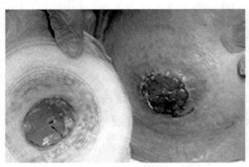 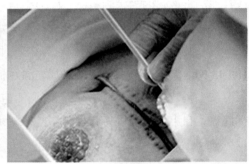

图 45-5　清洗造口　　　　　　　图 45-6　观察造口

（5）**测量和裁剪**（图45-7）：用造口测量尺测量造口的大小，并将尺寸用记号笔划在造口底盘上，用剪刀尖部沿着记号剪出比造口大 1~2 mm 的孔径。开孔过小，会影响造口黏膜的血运，活动时易摩擦造口黏膜引起乳头损伤或出血；开孔过大，皮肤外露，尿液持续刺激会引起皮肤损伤。

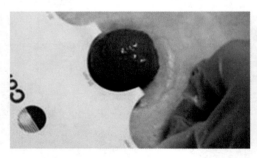 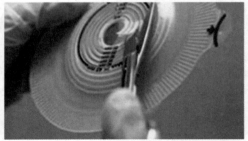

图 45-7　测量和裁剪

（6）**再次清洗**：再次用棉球清洗并擦干造口黏膜及周围皮肤。

（7）**撒造口护肤粉**（图45-8）：造口周围皮肤有损伤时，在擦干皮肤后，撒上造口护肤粉，在皮肤破损处起保护作用，并能吸收渗液，促进愈合。但必须将多余的护肤粉擦拭掉，否则会影响造口底盘的粘贴。

(8) **涂防漏膏**（图 45-9）：当造口周围皮肤不平整时，使用防漏膏可以将皮肤填平，防止尿液渗漏至底盘下。碱性的尿液对皮肤有刺激，须用防漏膏。直接将防漏膏涂在造口周围，用湿棉签将其抹平，以使皮肤与防漏膏成平整表面。

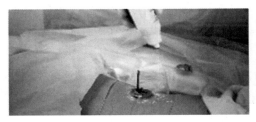

图 45-8　撒造口护肤粉

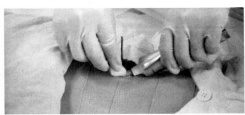

图 45-9　涂抹防漏膏

(9) **粘贴**（图 45-10）：粘贴造口底盘时，把底盘保护纸撕下按照造口的位置由下而上粘贴，轻压内侧周围，由内向外加压，使造口底盘能紧贴在皮肤上。贴好造口底盘后，用手掌轻轻按压造口处 15~20 分钟，通过手掌的温度增加底盘粘性。

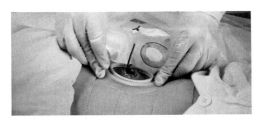

图 45-10　粘贴底板

更换底盘还有以下注意事项：①更换造口袋最好选择在清晨未进食以前，避免换袋过程中尿液流出过多，而影响造口底盘的粘贴及稳固性。②造口袋内尿液达 1/3~1/2 需及时排放，睡觉时床边连接集尿袋，防止尿液过满而导致逆流影响肾功能，也影响造口底盘的稳固性。③用柔软小毛巾或纱布蘸 1:3 白醋生理盐水或白醋温开水清洗造口周围皮肤及造口，去除尿酸结晶，抹洗顺序从外向内。禁用消毒剂或强碱性肥皂清洗。④操作时用棉签或餐巾纸揉成小团置于造口上，换袋动作要快，可两人同时操作，避免粘贴时尿液流出，影响造口底盘的粘性。⑤底盘粘贴后用吹风机时间应在 5~10 分钟，加强底盘粘贴，但温度过高或时间过长会引起底盘粘胶干裂，反而降低粘贴效果。⑥观察尿液颜色、量、性状、气味，观察造口及造口周围皮肤的颜色、完整性等情况。⑦尿路造口袋更换时间为 7 天，即使 7 天底盘不漏也需要进行更换，底盘有渗漏液应随时更换。

最后，造口者生活上需要注意 8 个方面：

（1）饮食：①饮食多样化，均衡饮食，避免吃辛辣、油煎、腌制食物。多吃蔬菜水果，保证大便通畅。多进食酸性食物如鱼类、肉类、核桃、花生等；少进食碱性食物如菠菜、绿豆芽、杏仁、芥菜等，提高尿液的酸度。②每天饮水量 3 000 ml 以上，起到泌尿冲洗作用，防止尿路感染和尿酸结晶。

（2）沐浴：淋浴选择在更换造口袋之前进行，在底盘与皮肤的接触处封上一层防水胶带即可安心淋浴；使用中性沐浴液，注意避免沐浴液残留在造口周围皮肤而影响造口底盘粘贴的稳固性；洗净后擦干，换上新底盘即可。沐浴既保证个人卫生，又能促进全身血液循环和机体的恢复。

（3）活动：手术恢复后，可进行运动，如散步、跑步、游泳等，但应避免剧烈运动，如篮球、足球等，以免造口意外受损。避免举重运动或过分使用腹压，咳嗽、打喷嚏可用手按压造口周围，以防造口旁疝的发生。

（4）衣着：平时穿衣服以柔软、宽松、舒适为原则，避免穿紧身衣裤，以免摩擦造口，造口腰带不宜太紧，避免压迫造口，影响血液循环。对于男士需要束皮带的患者，皮带不能束于造口上，应束于造口上方或下方，皮带不宜束太紧，以免影响造口周围皮肤。

（5）清洗造口袋的注意事项：在清洗造口袋时不宜使用刺激性强的清洁剂，如洗衣粉等，选择温和的清洗剂进行清洗，以免损伤造口袋的薄膜，清洗后，应将造口袋置于通风处阴干，避免在阳光下直接照射。

（6）外出旅游：在外出、旅游或出远门时随身携带一套造口用品（如造口底盘、造口袋、弯剪、餐巾纸等）以备急用。

（7）储存：建议购买一个专门存放造口用品的手提箱，需要更换或清洗造口时可随时拿用，避免到处寻找。

（8）造口护理用品保存：造口护理用品的保存也要注意以下的 6 个问题。①不能将造口护理用品放在高温（40 ℃以上）、潮湿的环境。②不能在阳光直射下放置。③不能放在冰箱等低温设施内保存。④严禁重物压迫造口护理用品。⑤不宜大批量购入长期存放。⑥造口会在术后 1~2 周内开始回缩，6~8 周停止回缩。在此期间，每次更换造口袋时都需要测量造口的大小，不能一次性剪裁很多个底盘，以免造成浪费。

其实，很多患者对手术并不担心恐惧，他们所担心和恐惧的往往是术后造口怎么护理。通过以上的讲解，相信广大读者对造口护理有了进一步了解，只要克服内心恐惧，勇于实践，造口护理就不再是难题了。

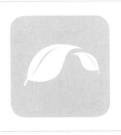

46

如何判断造口是否正常

★ 正常的造口是什么样子的?

★ 应该怎样去观察造口?

前面一节详细讲解了造口护理方面的知识,其实在造口护理当中,怎样去观察造口情况是很重要的环节,及时发现造口及周围皮肤的异常情况,采取预防和处理措施,可减少造口及造口周围皮肤并发症的发生。

那正常造口是什么样子的呢? 正常的肠造口颜色是红色,与口腔黏膜的颜色一样 (图 46-1),非常柔软和光滑。造口呈

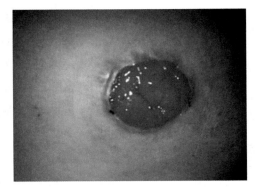

图 46-1　正常造口

圆形、椭圆形或不规则形。造口黏膜高于皮肤 1~2 cm,直径为 2~4 cm。正常的输尿管皮肤造口与皮肤齐平,只有在做输尿管皮瓣的情况下,造口黏膜高出皮肤 1~2 cm,直径与输尿管直径相当,为 0.5~0.7 cm。

　　了解了正常造口情况，有助于我们如何观察造口。观察造口的主要从造口颜色、高度、形状和大小等方面，同时还需要观察皮肤黏膜缝线和造口周围皮肤的情况。

　　（1）**造口颜色**：观察造口有无出血、苍白、暗紫、黏膜局部有无发黑或全部发黑等异常情况。发现异常要及时就医。

　　（2）**造口高度**：观察造口有无回缩或脱垂等异常情况的发生。①造口平坦：造口黏膜的高度在皮肤水平。②造口回缩：造口黏膜的高度低于周围皮肤，呈凹陷状。③造口脱垂：造口黏膜的高度高于皮肤 3 cm 以上。对于造口平坦和回缩患者常造成尿液渗入皮肤层，造成皮肤损伤，使得造口袋佩戴困难。这类患者建议使用凸面底盘并配以腰带固定，减少尿液对皮肤的刺激。造口脱垂是肠管自肠造口处外翻、脱垂。轻度肠管外翻 1~2 cm，严重时整个肠管外翻脱出。对于造口脱垂的患者，重在预防，避免腹压增加的因素，如负重、咳嗽、打喷嚏、便秘、吹乐器等，造口脱垂应需来院进行回纳，若脱垂严重无法将肠管推回腹腔时，需做肠造口重建术。

　　（3）**造口形态和大小**：造口形态一般呈圆形、椭圆形或不规则形。早期造口会偏大，因为早期造口会水肿，水肿一般在术后 5~7 天开始逐渐消退，随着水肿慢慢消退会变小一些。除了观察造口的大小，还应观察造口直径的大小，观察造口有无缩窄或缩紧直径小于 1.5 cm。造口狭窄可导致肾积水，长期肾积水会引起肾功能衰竭。主要表现为尿液引流不畅，造口袋内出现少尿或无尿，单侧或双侧肾区酸胀或胀痛等。造口狭窄是可以预防的，每天在清洗造口时，可以用食指（示指）充分润滑（石蜡油）后伸入肠管内停留 2~5 分钟进行扩张。造口狭窄比较严重时应及时来院就诊。

　　（4）**皮肤黏膜缝线**：一般造口周围有一圈缝线，这类缝线是可吸收线，一般不用拆线。在更换底盘时应观察造口黏膜处愈合是否良好，缝线有无脱落。造口黏膜缝线脱落、腹压过高、伤口感染、营养不良、糖尿病患者以及使用激素药物患者肠造口黏膜处组织往往会愈合不良，使皮肤和造口黏膜分离造成一个伤口。发生皮肤黏膜分离需要及时来院就诊。

　　（5）**造口周围皮肤**：除了要观察造口情况外，还需观察造口周围皮肤情况，如皮肤是否完整，有无红疹、皮炎、真菌感染、接触性过敏和外伤等，同时还需观察造口周围有无皮肤增生和肿瘤的生长。发现异常情况需及时就医。

　　其实除了观察以上内容外，还需要观察尿液的颜色、性质、量，正常尿液呈淡黄色，24 小时尿量以 1 500~2 000 ml 为宜。尿液混浊、尿量少于 1 000 ml 应注意多喝水，预防尿酸结晶形成。

47

当造口发生哪些问题时，需要寻求专业人士帮助

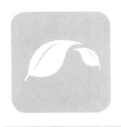

★ 泌尿造口有哪些并发症？

★ 泌尿造口并发症有哪些表现？

★ 出现哪些情况提示该及时就医？

每年有成千上万的人患膀胱疾病，尿道造口术可以带给患者一个新的和更健康的生活。学习照顾造口可能看起来像一个复杂的过程，但随着实践和自己的适应性，整个过程将变得像刮胡子或洗澡一样自然。

但在这个适应的过程中，总会出现这样那样的问题，使患者苦不堪言，有些问题患者可自行解决，但有些问题则需就医，及时请专业人士处理，那么哪些问题是需要寻求专业人士的帮助的呢？我们一起来看一下。

泌尿造口并发症

并发症分为造口并发症和造口周围皮肤并发症，常见的造口并发症有造口狭窄、造口回缩和凹陷、造口水肿、造口皮肤黏膜分离、肠管脱垂、造口缺血坏死、肉芽肿、造口出血等；常见的造口周围皮肤并发症有：造口周围皮肤刺激性皮炎、过敏性

皮炎、尿结晶及造口旁疝等。

（1）造口狭窄（图 47-1）：可发生在手术后早期或晚期，造口缩窄或紧缩，直径小于 1.5 cm，有时甚至难以看到造口黏膜。指诊时，手指难以进入造口，排泄物排空不畅。往往会导致患者肾、输尿管积水。

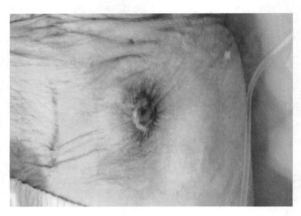

图 47-1　造口狭窄

（2）造口回缩和凹陷（图 47-2、47-3）：造口内陷低于皮肤表层。表现为造口平齐或低于皮肤水平，造口袋佩戴困难，易引起尿漏，导致造口周围皮肤损伤。

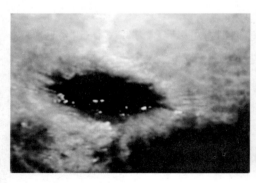

图 47-2　造口回缩

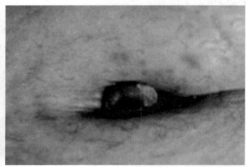

图 47-3　造口凹陷

（3）造口水肿（图 47-4）：造口肿大，黏膜水肿。其表现为造口肿胀，呈淡粉色、半透明状。往往术后 3 天内会存在造口水肿的情况，之后自然消退。需警惕尿路造口水肿时，有引起尿路梗阻的可能。

（4）造口皮肤黏膜分离（图 47-5）：造口和相连接的黏膜、皮肤之间出现愈合不良。表现为皮肤与黏膜分离形成伤口，通常出现在术后 5~7 天，往往伴有患者体温增高、伤口处有炎性分泌物。

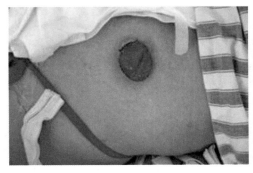

图 47-4 造口水肿

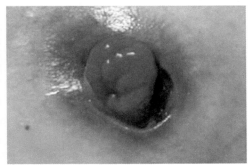

图 47-5 造口皮肤黏膜分离

（5）造口脱垂（图 47-6）：造口肠襻自腹壁皮肤过度突出，超过 3 cm，有时甚至超出 10~20 cm。往往由患者经常性腹压增大引起，如用力排便、剧烈咳嗽等，需要专业人士手法复位。

（6）造口缺血坏死（图 47-7）：是术后早期最严重的并发症，造口黏膜呈暗红色、紫色或黑色，失去光泽时，必须高度警惕造口缺血坏死，及时就医寻找原因，检查是否有造口受压、造口袋底板过小等因素，评估造口活力，避免或去除可能加重造口缺血坏死的因素。

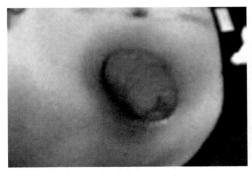

图 47-6 造口脱垂

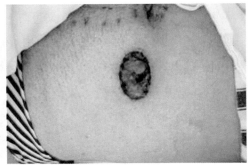

图 47-7 造口缺血坏死

（7）肉芽肿（图 47-8）：表现为黏膜与皮肤交界处有大小不等的息肉样增生，表面容易出血，部分患者有缝线残留，造口袋常粘贴不牢，造成尿液渗漏。

（8）造口出血（图 47-9）：黏膜与皮肤交界处渗血或有活动性出血。少许的出血不用恐慌。造口袋或者底盘和造口的摩擦可能会导致出血，造口黏膜表面的血管非常脆弱，适当的按压会很轻易地止血。但如果是造口的出口流出大量的血液，或造口黏膜和皮肤交界处有活动性的出血，则需及时就医。

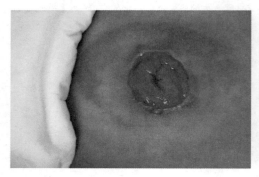

图 47-8　肉芽肿

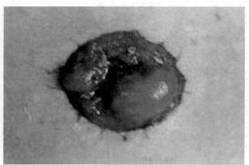

图 47-9　造口出血

造口周围并发症

（1）刺激性皮炎（图 47-10）：长期尿液的刺激，造口周围皮肤易形成湿疹及皮炎。多因为患者未完全掌握造口袋粘贴技巧，致造口袋漏尿，尿液长时间浸渍所致。护士会指导您正确粘贴和裁剪造口袋，皮损处换药，皮肤不平者可在底盘内环涂上防漏膏，以填补皮肤空隙。夜间可将造口袋改变方向为侧引流，接上引流袋，睡前少喝水，既可保证患者的睡眠，又可防止底盘长时间浸泡在尿液中，预防尿液渗漏引起刺激性皮炎，还可延长造口袋使用寿命。

（2）过敏性皮炎（图 47-11）：皮肤接触造口用品的地方出现红斑、丘疹、水肿、

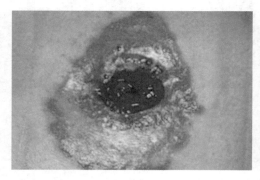

图 47-10　刺激性皮炎

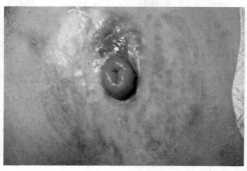

图 47-11　过敏性皮炎

脱皮、水疱等皮炎表现。局部皮肤瘙痒、烧灼，造口袋粘贴不牢，造成渗漏。此种情况下，典型的表现是底板接触的皮肤呈现过敏性圆形红斑。

（3）尿结晶（图47-12）：饮水量不足时，尿液浓缩，碱性结晶聚集在黏膜和裸露的皮肤；或细菌将碱性尿液内的尿酸分解成结晶，依附在造口及造口周围皮肤上。表现为造口黏膜及造口周围皮肤形成片状褐色或灰色结晶附着，黏膜及皮肤轻微出血，有强烈的尿味，会有血尿出现。

（4）造口旁疝（图47-13）：由于造口位于腹直肌外、腹壁筋膜开口太大或腹壁肌肉薄弱、老年、营养不良、多次手术者、肥胖、持续腹内压增高、慢性咳嗽、抬举重物、尿路梗阻等原因引起的造口旁有肿块突出，且站立时明显，平躺可消失。

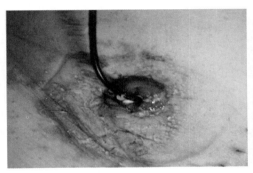

图 47-12　尿结晶

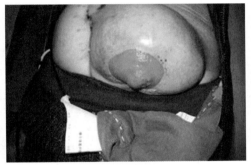

图 47-13　造口旁疝

了解了以上造口和造口周围皮肤的并发症后，那么，哪些情况提醒该及时寻求专业人员帮助呢？

当发现造口或造口周围皮肤有以下情况，请及时就医，寻求医生或造口治疗师的帮助：①造口切割太深。②造口出口出血。③造口黏膜和周围皮肤之间持续出血。④严重的皮肤过敏或溃疡。⑤异常的造口大小改变（脱垂或回缩）和外观改变（颜色）。⑥造口袋内有强烈的气味（怀疑泌尿系统感染）。

48

如何选择合适的造口用品

★ 不同造口用品的作用分别是什么？

★ 如何选择合适的用品？

★ 造口用品如何存放？

市场上的造口产品琳琅满目，各种厂家、型号、用途……作为一个新手，如何快速地选择出适合自己的造口用品是一门需要掌握的学问。下面我们将对这些常见的造口用品和造口附件产品一一讲解，让各位患者及家属了解其功能，尽快选择出合适的用品。

常见的造口用品有哪些？

对于泌尿造口患者来说，最常见的造口用品莫过于尿路造口袋了。目前市面上常见的尿路造口袋有 2 种：一件式尿路造口袋和两件式尿路造口袋。

（1）一件式尿路造口袋：底盘和袋子连为一体，不可分离；患者仅需根据造口大小剪裁底盘，撕下底盘背面衬纸即可粘贴，操作方便（图 48-1）。

（2）两件式尿路造口袋：底盘和袋子分离为两部分。底盘分为预留开口和无开口两种，患者可根据自己造口大小选择预开口底盘或自行剪裁底盘（图48-2）。还可分为平面底盘和凸面底盘两种，分别适用于一般造口患者和造口凹陷患者。两件式的造口袋可以每天更换，亦可脱下进行冲洗，干净卫生；通常造口底盘上或袋身卡环上有两个锁扣，可方便佩戴腰带，延长底盘使用时间和增加患者的使用信心，减少造口旁疝发生率。

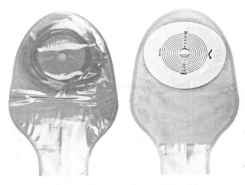

图48-1　一件式尿路造口袋

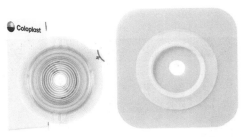

图48-2　两件式造口底盘

目前市面上的尿路造口袋基本都具备良好的抗反流功能，能有效降低泌尿系感染发生率（图48-3）。且一件式和两件式的袋子都有透明和不透明两种，通常在术后早期，适合选择透明袋子，方便造口观察；而康复期可选用不透明开口袋，增加视觉舒适度。有尿液分流腔的尿路造口袋可以有效分流尿液，保证袋子平整和隐蔽性，降低因尿液流动引起的噪声。

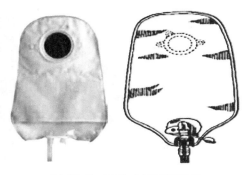

图48-3　两件式尿路造口袋

每个尿路造口袋底部有一个排水阀，患者可根据需要清空。一般来说，液体量达到1/3时建议清空造口袋。大多数人在白天需要对造口袋经常清空。在夜间他们在尿路造口袋的下方连接一个集尿袋，这样夜间睡着时，尿液可以直接流入集尿袋，避免了经常起夜去清空袋子的困扰。

患者在住院时或在门诊造口护理时，根据个人需求，造口袋的选择通常由护士来指导进行。对一些人来说，造口袋需要穿戴一辈子。对另一些人来说，随着体重的增加，或者幼儿的正常生长和其他因素的存在，可能在以后需要更换一个新的或不同类型的造口袋。

常见的造口附件产品有哪些？

（1）防漏膏、防漏胶环、防漏条：这些产品类似于建造房屋时的"水泥"，填补在底盘和造口的间隙；还可以在不平整皮肤表面用作填充剂，增加佩戴时间，保护皮肤（图48-4、48-5）。

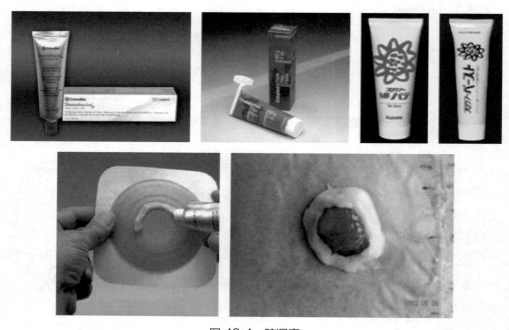

图48-4　防漏膏

（2）护肤粉：含有羧甲基纤维素钠成分，可以营造干爽表面，吸收潮湿保护皮肤，如图48-6所示；延长底盘佩戴时间；用于过敏性皮炎的发红、肿胀、湿润皮肤；浅表皮肤破溃，起到局部炎症伤口的收敛作用（图48-7）。

（3）腰带：腰带可固定便袋或尿袋，让患者有安全感（建议使用两件式产品均应佩戴腰带，以加强固定），增加造口袋使用寿命和底盘的使用效果，可调节松紧度（图48-8）。佩戴腰带时，尽量调整至腰带与皮肤之间有两个手指的空

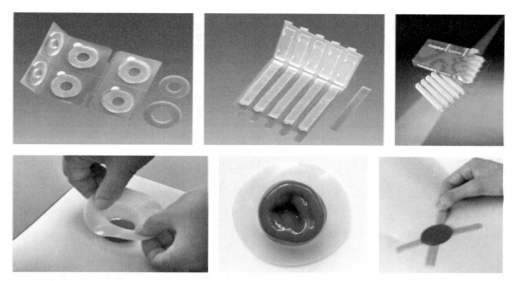

图 48-5　防漏条

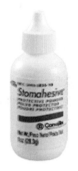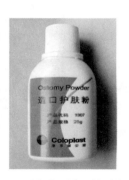

图 48-6　造口护肤粉

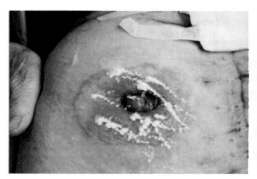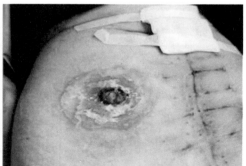

图 48-7　造口护肤粉的消炎功效

隙，这样可以避免在腰部勒出勒痕，并避免损伤造口及造口周围皮肤压疮的形成。高度应与造口底盘平齐，如果是经常需要坐在轮椅上的患者可能需要特殊的腰带。

（4）嵌圈：通常是配合两件式底盘使用，用于造口凹陷和平齐或造口处皮肤凹陷、皱褶患者，可直接"嵌"于底盘环内，压迫造口周围的皮肤，使造口高于周围皮肤平面，避免造口过低引起尿液渗漏（图48-9、48-10）。

（5）集尿袋：一般来说，尿液量达到1/3时建议清空造口袋。大多数人夜间会在尿路造口袋的下方连接一个集尿袋，尿液可以直接流入集尿袋；并且也不会由于造口袋过于胀满坠积，而导致底盘从皮肤脱落。集尿袋可以挂在一边的床上，或者放在地板上的一个容器中（图48-11）。

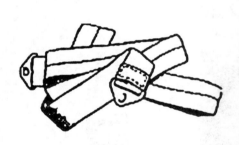

图 48-8　造口底板固定腰带

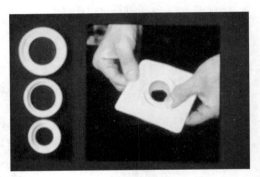

图 48-9　嵌圈

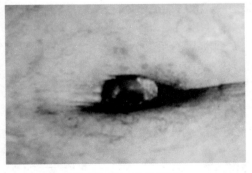

图 48-10　造口凹陷

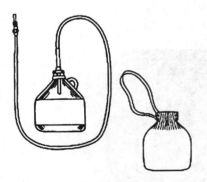

图 48-11　集尿袋

如何选择和保存造口用品？

在患者住院期间，通常从保护伤口、保护皮肤和使用方便舒适等角度，来考虑选择造口用品，可选用一些无菌包装或者抑制细菌生长、对皮肤友好（不引起过敏性皮炎）、有适度的粘贴力（有一定的吸收能力且容易剥除），且不引起造口或造口周围皮肤疼痛的造口用品。

而在回归社会之后，考虑的问题则更为复杂，患者可以根据以下 4 个问题来选择合适自己的用品：①造口情况：造口大小、造口平面凹凸情况、是否需要观察。②个人习性：清洗、舒适度、患者视力与指力、自己还是他人帮助护理造口。③社会活动：需隐蔽、固定，且防止气味渗漏。④经济条件及每日费用。

为了使用方便，最好将更换造口袋所需要用到的所有用品放置在一个盒子里，把这个小盒子放置于阴凉干燥的地方，避免过热、过冷或潮湿，以免影响使用。不要求这些用品无菌，因为造口及造口周围的皮肤并不无菌，只需清洁即可。在准备的用品用完之前购买足够的造口用品，但是由于造口大小、形态处于动态变化过程中，产品存在一定保质期限，最好避免囤积过多的产品。

49

带着造口，还能像正常人一样生活吗

- ★ 泌尿造口患者的饮食？
- ★ 泌尿造口患者的着装？
- ★ 泌尿造口患者的沐浴？
- ★ 泌尿造口患者的性生活及怀孕？
- ★ 泌尿造口患者的工作、社交？
- ★ 泌尿造口患者的运动、出行？

任何大手术后，我们都需要一定的时间来恢复身体力量和感觉。手术的成功不仅在于它能够治愈疾病或消除缺陷，而且在于重建我们享受生活的能力和回归工作。带着造口，我们还能像正常人一样生活么？且听笔者一一道来。

泌尿造口患者日常如何饮食？

尿道和消化道是分开的，所以一般泌尿造口术后，并没有什么饮食限制。通常在排气后，就可进流食，逐步过渡到普食。此阶段要加强营养，进食粗纤维、易消化的食物，多食谷物和蔬菜水果，但要注意避免进产气多的食物，如豆类及牛奶，以免腹胀。避免过多地吞入空气，如嚼口香糖、喝气体饮料等。少吃含氯的食物，如酱油、虾米、榨菜、冬菜、松花鸭蛋等。为了使排尿通畅，预防感染，防止便秘，每天至少要饮水2 000 ml，这样才能明显增加尿量，起到自洁、冲洗作用（图49-1）。

一些食品和某些药物可能会导致尿液的气味或颜色改变，红莓汁、牛奶、奶酪可以减轻尿液中异味的存在，并且饮用红莓汁和大量的饮水也会减少造口黏液的生成。

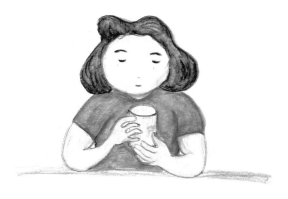

图 49-1　多饮水

泌尿造口患者日常如何着装？

造口术后患者并不需要特殊的服装，但为了个人的舒适或方便，可能要进行一些小的调整。宜穿着弱弹性的内衣，松紧带不会伤到造口或妨碍造口功能。避免穿过紧的衣裤，以免造成排尿困难。

纯棉或有弹性的内裤会给患者所需要的支持和安全，也可以穿舒适的连裤袜。女士可以穿着宽松的或韩版的服饰，男士则可着背带裤。

泌尿造口患者日常如何沐浴、游泳？

沐浴时尽量选择淋浴。如需更换造口袋及底盘，则可去除底盘后用中性肥皂清洗身体及造口，注意不要用力擦洗造口或碰撞造口，避免用较热的水龙头直射造口。如不需要更换底盘，可用造口袋覆盖造口，造口袋粘胶周围用防水胶布密封，避免水渗入粘胶而影响产品使用的时间。

游泳时，记住这5个要点：①可用浴巾进行覆盖，造口袋底盘周围以防水纸胶保护。②可选择一个有内衬的泳衣，使轮廓看着比较光滑顺畅。③女性可以穿着有弹性内裤设计的泳衣。④如果造口高于腰带位置，男性可以穿背心和泳裤。⑤进入水中之前排空造口袋。

泌尿造口患者日常如何进行性生活?

性关系和性行为作为生活中非常重要且令人愉悦的一部分,在造口术后应该继续。患者的态度是重建这种行为的关键因素。在手术初期,心理和生理尚未完全康复和适应,术后需要一段时间的调整。女性患者性功能通常不受损,而男性患者如未行保留性神经手术,则性功能将会受到巨大影响,即使是保留性神经手术,也不一定能恢复性功能。

患者可以和伴侣公开讨论性行为问题,很可能您的伴侣因为缺乏信息而焦虑。作为一种亲密的关系,沟通非常重要。

手术后有性功能者第一次亲密行为可能不是那么完美。男人可能无法得到和保持勃起,女人有时会存在疼痛。这些条件可以随着时间的推移而改善。当您的身体逐渐恢复,您的性欲也会逐渐恢复,给予自己和伴侣多些时间,慢慢适应。

身体的接触通常不会伤害造口或造成造口袋的泄漏。市场上有相应的造口护罩或迷你造口袋可以购买。在进行时,最好先将便袋排空或换上迷你造口袋,以给予自己和伴侣更佳的感受。

泌尿造口患者可以正常怀孕、哺乳么?

女性泌尿造口患者怀孕的并不少见。如果患者是健康的,分娩期间的风险似乎没有比其他母亲更高,所以造口本身并不是避免怀孕的理由。当然婴儿经阴道或剖腹分娩,需要特别的产科护理,这些健康问题您可能必须考虑并在怀孕之前就需要与医生讨论。一般而言,造口者可以正常哺乳。

泌尿造口手术后患者可以正常参加工作么?

事实上,在身体完全康复后,只要精力允许,患者完全可以胜任大多数的工作;但应注意避免经常提举重物,因为重担可能导致造口旁疝或造口脱垂。请和医生讨论是否可以继续从事现在的工作。与所有大手术一样,造口术后需要一定的时间恢复身体强度,所以谨记一定要在身体恢复的情况下才考虑工作问题,不要操之过急,过早进行自我否定。

泌尿造口患者如何参加社交活动?

手术后有时患者可能会感到气馁，可能会感到孤独和孤立，无法再次享受生活。患者可能觉得永远跟正常人不同，可能认为没有人能理解自己的这些感受。患者从手术室出去后恢复清醒的第一瞬间，可能感觉每个人都盯着您的袋子，即使它在衣服下面别人无法看到。这些都是常见的感觉。

患者可能会担心别人会不会接受、社会角色会不会改变，也会担心朋友和亲戚可能问手术，将如何解释。这时，我们的建议是可依据与亲戚朋友交情的深浅而决定是否将手术消息告诉他们，并不须一味地保守秘密，给自己造成心理上太大的负担。可以简短地告诉他们，腹部进行了手术，膀胱被切除，导致尿流改变了以往的道路。

如果患者有孩子，简单而诚实回答他们的问题。和他们讨论您的手术，并以自然的方式展示您的造口，会消除孩子们可能的误解，他们会一样接受您的造口。孩子、家庭的接受，将有助于缓解患者对造口的恐惧。

此外，参加造口联谊会是提高患者自信心的好方法。联谊会能将家庭的关爱、朋友的关心和社交活动、医护人员提供的服务联系在一起，并提供其他患者的相关经验，是心理康复的最佳途径。

泌尿造口患者日常如何运动锻炼?

造口不会限制患者体育运动的功能。术后 1~2 个月内，身体尚未完全恢复时避免过度活动，适当锻炼，增强体质。在完全康复后，可以适量参加一些不剧烈的体育活动，如乒乓球、桌球、羽毛球、保龄球、自行车、慢跑及远足旅行等。举重可能导致造口旁疝的发生，应避免增加腹压的运动（如举重）和身体碰撞激烈的运动（如篮球、足球等）。

作为一个泌尿造口患者，我可以外出旅行么?

答案是肯定的。许多患者带着造口旅行，包括野营旅行、游艇和飞机旅行世界各地。这里有一些建议可以让患者享受一个愉快的旅途：①带上足够持续整个旅行甚至需要额外更多的造口用品。即使不打算更换造口袋，也带上所需要做的一切，以免意外情况的发生。在离开家之前准备充分。②调整安全带时不会损害造口，乘车旅行时，把造口用品放在凉爽的位置，不要放在车尾的行李箱上或后玻璃窗的窗台上。③坐飞机旅行时，有时托运行李会丢失。所以当乘飞机旅行时，把造口用品放置在随身行李中。④为了避免通过海关或行李检查时出现问题，请带上医生开具的医学证明和需要携带造口用品的说明。最好把这些信息翻译成地方语言以避免更多的问题。⑤最好在出国之前，拿到一份当地可以提供造口管理支持的诊所信息和标准收费目录，这样如果有临时情况发生也可以及时进行就医。

在国外，旅行者的腹泻是游客常见的疾病，这跟是否是造口患者无关。腹泻最常见的原因饮用被污染的水或食物，但这也可能仅仅是由于水、食物和气候的变化所导致。所以尽量避免食用未剥皮的水果和生的蔬菜。

50

时间长了，造口周围为什么出现了白色的结晶

★ 造口周围的结晶是什么东西？

★ 如何处理造口周围结晶？

★ 如何预防造口周围结晶？

当患者自己在家中或在医院护理造口时经常会看到造口周围出现一些白色或者灰褐色的不明物质，大家的第一反应都是：这些结晶样的不明物质是什么？我的造口周围为什么会出现这些东西？这些东西的存在对我有什么影响？

那么，让我们一起来探讨一下这些结晶样物质吧。

造口周围的结晶是什么？

尿结晶是泌尿造口最常见的并发症之一。形成尿结晶的原因主要是由于饮水量不足时，尿液浓缩，碱性结晶聚集在黏膜和裸露的皮肤（图50-1）；或细菌的存在将碱性尿液内的物质分解成结晶，依附在造口及造口周围皮肤上。这些结晶表现为白色

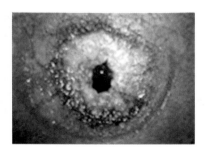

图 50-1 尿结晶的造口

或灰色沙砾状的粒子，形成片状褐色或灰色结晶附着物，可刺激造口或引起造口及周围黏膜出血。

如何处理造口周围结晶？

可以使用白醋（醋与水按容积比为 1:3）清洗造口及造口周围的结晶物，再用清水清洗干净造口及周围皮肤后，粘贴造口袋。必要时可用白醋湿敷。

如何预防造口周围结晶？

尿结晶与饮食中摄取较多碱性食物有关。正常人尿液多为弱酸性，平均 pH 为 6.0，饮食酸碱度常影响尿液的 pH，若进食蛋类、鱼类、瘦肉、动物内脏、核桃、花生等酸性食物，则尿液呈酸性；若进食菠菜、绿豆芽、芥菜、杏仁等碱性的食物，则尿液呈碱性。

除非有特殊要求，我们的尿液应该保持在一个酸性状态。因此，在饮食上我们应多饮水（每天饮水 2 000~3 000 ml）、每日服用维生素 C（在医生指导下服用），多进食帮助提高尿液的酸性浓度的食物或饮料（表 50-1）。

表 50-1　食物酸碱性示意表

酸性食物	碱性食物	中性食物
大多数肉类	奶	黄油
鱼	香蕉	咖啡
禽类	绿叶蔬菜	奶油
鸡蛋	大部分的水果（包括柑橘类）	蜂蜜
各种面包和谷物食品	甜菜	色拉油
大米		茶
饼干		
玉米		
坚果		
蔓越莓		
奶酪		

51

"亡羊补牢"：膀胱肿瘤手术后的辅助治疗

★ 膀胱肿瘤术后有哪些辅助治疗？

★ 什么时候开始辅助治疗？

★ 辅助治疗都用哪些药物？

　　大家可能会听到某某人手术后要做辅助治疗。大家会问什么是辅助治疗？什么样的情况适合做辅助治疗？什么时候开始做辅助治疗？辅助治疗用什么药物？辅助治疗要做多久？在本节中我们将详细为您解答这些问题。

　　在前面的章节中，我们有提到膀胱肿瘤的分期及不同的手术方式，在这里我们就不再重复叙述了。决定采用哪种手术方式，以及决定后的辅助治疗的方式，需根据不同的肿瘤分期。

　　目前膀胱肿瘤的手术后的辅助治疗主要是化疗，其中根据膀胱肿瘤的分期及手术方式，化疗又分为辅助性膀胱灌注治疗及静脉注射化疗药物。其中辅助性膀胱灌注治疗又分为膀胱灌注化疗和膀胱灌注免疫治疗。

　　对于非肌层浸润性膀胱癌或表浅性膀胱癌最重要的诊断及治疗方法就是经尿道膀胱肿瘤切除术（TURBT）。TURBT术后有很高的复发率，小部分患者甚至会发展为肌层浸润性膀胱癌。非肌层浸润性膀胱癌 TURBT 术后复发有两个高峰期，分别为术后的 100~200 天和术后的 600 天。单纯 TURBT 术不能解决术后高复发和肿瘤进展问题，因此我们建议所有的非肌层浸润性膀胱癌患者术后都要进行辅助性膀胱灌注治疗，包括膀胱灌注化疗和膀胱灌注免疫治疗。术后辅助膀胱灌注治疗可预防肿瘤的复发以及肿瘤的进展，这是泌尿外科医生的共识。

膀胱灌注化疗包括术后即刻、术后早期和维持膀胱灌注化疗 3 种方式。术后即刻膀胱灌注化疗能显著降低非肌层浸润性膀胱癌的复发率，为了防止肿瘤细胞的种植，一般建议所有非肌层浸润性膀胱癌均在术后 24 小时内灌注化疗药物，但是手术中出现膀胱穿孔或者手术后出现严重的肉眼血尿时，不建议行术后即刻膀胱灌注治疗。

对于病理提示为低危非肌层浸润性膀胱癌的患者，术后即刻灌注后，肿瘤复发的概率很低。对于中危和高危的非肌层浸润性膀胱癌，在行术后 24 小时内即刻膀胱灌注治疗后，建议继续膀胱灌注化疗，该方法叫术后早期维持膀胱灌注化疗。其可以降低肿瘤的复发率。具体方法是：每周 1 次，共 6~8 周，随后进行膀胱维持灌注化疗，每月 1 次，共 6~12 个月。膀胱灌注效果多与化疗药物浓度及尿液 pH 有关。既然是化疗，当然也会有相应的副作用，主要副作用是化学性膀胱炎和血尿，在停止灌注后这些副作用可以得到明显缓解。

对于高危非肌层浸润性膀胱癌和膀胱原位癌的治疗，目前推荐的是做膀胱灌注免疫治疗，主要药物是卡介苗。一般在手术后 2 周根据患者情况开始灌注卡介苗。但是膀胱有开放创面和明显的肉眼血尿时，不宜行灌注治疗。其常见的副作用为尿频、尿急、尿痛、血尿和全身流感样症状，少见的副作用包括结核败血症、前列腺炎、附睾睾丸炎、肝炎等。

对于肿瘤已经浸润到肌层的膀胱肿瘤，在行根治性膀胱切除术后，如果发现肿瘤侵犯到膀胱周围的组织或者伴有淋巴结转移的患者，可以行静脉滴注化疗。采用的化疗方案多是含有铂类的联合化疗。目前临床上常用的标准一线治疗方案是顺铂和吉西他滨。当然还有甲氨蝶呤、长春碱、多柔比星（阿霉素）、顺铂等化疗方案。

52

化疗能治疗晚期膀胱肿瘤吗

★ 什么是化疗？

★ 什么化疗药物对晚期膀胱肿瘤比较有效？

　　许多患者都会问这样一个问题，膀胱癌晚期或者全膀胱切除术后还要不要化疗？那么什么是化疗？什么化疗药物对晚期膀胱肿瘤比较有效？本章将为您详细阐述。

　　我们简单地解释一下：化疗其实就是用化学药物进行治疗的简称，主要利用化学药物来阻止癌细胞的扩增、浸润以及向别处转移，直至最终杀灭癌细胞的一种治疗方式。它和手术、放疗一起，并称为癌症的 3 大治疗手段。膀胱肿瘤患者一般以膀胱灌注局部化疗为主。如果已确诊为转移性膀胱癌，那么就应常规行全身系统化疗，尤其是无法切除或有弥漫性转移病灶的患者。众所周知，化疗后有很多不良反应，如：脱发、恶心、呕吐、白细胞下降从而导致抵抗力下降等。那是因为化疗药的选择性不强，在杀灭癌细胞的同时会损伤人体正常细胞。因此，临床医生在选择化疗药物和剂量时，往往要权衡患者的耐受情况以及药物带来的不良反应。患者在接受化疗药物的时候，也应提前了解化疗所带来的不适，避免治疗过程中的恐慌。

　　膀胱肿瘤越早发现、早治疗，效果就越好；而针对不同的肿瘤分期、分级，所制订的治疗方案也不同。前面我们详细地讲述过了膀胱局部化疗，本节我们介绍一下膀胱癌的全身化疗。全身化疗最常用于转移性膀胱癌或者不能靠外科手术切除的局部晚期膀胱癌。约 20% 的膀胱癌通过化疗能使肿瘤消失。对于这些患者来说，通过影像学检查，如 CT 扫描，能够判断疗效。虽然化疗的效果确切，但很少人能够通过化疗达到长期生存。

　　新辅助化疗，是用于膀胱切除术前的一种化疗。在患者机体处于比较好的状态下，使肿瘤减慢生长甚至缩小、消退，从而使得手术更加容易，是此种方法最大的好处，而事物总是具有两面性的，它给人们带来好处的同时又设定了一些局限。新辅助化疗需要推迟手术大约 3 个月时间，对于化疗不敏感的患者，这 3 个月至关重要，因为这段时间里肿瘤会继续生长，耽误了手术的黄金时机。许多医生建议 T_3、T_4 期的晚期膀胱癌患者行新辅助化疗。多项研究结果表明，以顺铂为基础的新辅助化疗能将膀胱癌患者 5 年生存率提高 6.5%。

　　辅助化疗，是用于膀胱切除术后的一种化疗，这时肿瘤已被完全切除，这类治疗也通常用于术后病理分期明确的局部晚期膀胱癌或盆腔淋巴结转移的膀胱癌。转移性膀胱癌一般无法治愈，治疗上主要是全身化疗，最常见的是运用甲氨蝶呤、长春碱、多柔比星和顺铂等 4 种化学药物联合化疗。

　　晚期膀胱癌的化疗开始于 20 世纪六七十年代，化疗的早期都为单品种药物化疗，从 20 世纪 80 年代开始，多已采用联合化疗方案来治疗晚期膀胱癌。尽管在确诊时只有 20% 的膀胱肿瘤患者属晚期，但大多数早期或浸润性膀胱癌患者最终都会复发或发生转移。化疗是唯一能延长这些晚期肿瘤患者的生存时间，并改善其生活质量的治疗方法，大多数患者的预计寿命可以由 3~6 个月延长至 1 年左右，少数患者可长期生存。

　　还有些患者肿瘤已浸润肌层，但为了保留膀胱使身体完整，不愿意接受根治性膀胱切除术，或者已无法耐受手术，或手术已不能彻底切除肿瘤时，可选用放疗联合化疗。因此，要多听听医生的指导，随着新型化疗药物的不断研制，治疗方案也将越来越多，要了解治疗中有哪些副作用，树立战胜疾病的信心。

53

什么是膀胱灌注

★ 膀胱灌注的目的是什么？

★ 膀胱灌注的适应证、禁忌证是什么？

★ 膀胱灌注的过程如何？

★ 膀胱灌注的不良反应包括哪些？

在广大病友眼中，膀胱灌注是针对膀胱癌的一种治疗手段，但对相关知识并不了解。膀胱灌注并非那样简单，本节主要介绍膀胱灌注的相关知识，对帮助患者达到更好的治疗效果具有重要作用。

目的

首先，我们先来了解一下什么是膀胱灌注？它是将化学抗癌药物或免疫制剂直接注入膀胱内的化疗和免疫治疗措施，起直接抗肿瘤作用，可消灭经尿道膀胱肿瘤切除术（TURBT）后的残余肿瘤，预防复发和延缓肿瘤进展，对因病变广泛而无法完全切除的肿瘤，如原位癌，也有治疗作用。

适用人群

膀胱灌注适用人群主要有：①外科手术后或经尿道肿瘤电切激光治疗术后的患者。②病理为原位癌、非肌层浸润膀胱癌。

当然膀胱灌注术也有自己的禁忌证，例如泌尿系统明显感染和膀胱根治术后的患者就不适合。

药物种类

目前，膀胱腔内灌注的药物主要有两类：化疗药物和免疫调节剂。这里我们简单介绍一下，膀胱灌注化疗常用的药物有表柔比星、吡柔比星、丝裂霉素、多柔比星（阿霉素）、羟喜树碱等。免疫调节剂主要是卡介苗，另外还有白细胞介素 2、干扰素、肿瘤坏死因子等。对于高危膀胱癌多次灌注化疗优于单次灌注化疗，可以消灭不同生长周期的肿瘤细胞，也可杀灭增殖不活跃的肿瘤细胞，从而提高化疗效果。

治疗方案

（1）术后即刻化疗：指术后 24 小时腔内化疗，术后膀胱内有脱落细胞的肿瘤细胞、未切干净的病灶，对化疗药物很敏感，由于肿瘤组织受创，此时增殖活跃生长迅速，这是肿瘤很快再复发的原因。由于手术后膀胱黏膜存在创面，免疫制剂不适合术后即刻灌注，只适合所有非肌层浸润性膀胱癌腔内手术后患者，对于低危患者，即刻 1 次化疗就可以。推荐用于低风险、非基层浸润性膀胱癌的患者。

（2）术后定期维持灌注：此法在非肌层浸润性膀胱癌治疗中使用广泛，可以降低膀胱癌的复发。建议中高危非肌层浸润性膀胱癌术后都应行辅助性维持膀胱灌注治疗。化疗依靠高浓度药液与膀胱癌细胞接触渗透，进而抑制癌细胞快速分裂周期；而免疫制剂依靠药物与膀胱黏膜组织发生免疫反应而杀灭肿瘤细胞，它所需要的灌注药物量小，即便疗程间断，疗效也不错。预防肿瘤复发的研究显示，术后维持灌注组好发于非维持组（$P<0.001$），免疫制剂灌注阻碍膀胱癌进展为浸润性膀胱癌有一定疗效。化疗一般维持 1 年，卡介苗 1~3 年。

（3）腔内化疗：如表柔比星、吡柔比星等。

（4）**免疫制剂治疗**：卡介苗最为常用、有效。新型免疫制剂有沙培林，是一种超抗原，其用于膀胱灌注治疗高风险非肌层浸润性膀胱癌具有安全、疗效好等特点。

（5）**单一化疗药物灌注**：术后膀胱灌注化疗药物是防止复发的有效方案。目前英国绝大多数医生灌注药物首选丝裂霉素 C，在我国丝裂霉素 C 运用也普遍。从预防肿瘤复发上比较，丝裂霉素 C 的疗效比塞替哌好，且后者副作用较为严重，现已逐渐被取代。羟喜树碱是一种机体毒性小、广谱的新型细胞化疗药，用它进行膀胱灌注与丝裂霉素 C 预防膀胱癌术后复发率比较，羟喜树碱效果优于丝裂霉素 C，患者耐受性好，副作用少，推荐临床一线使用。中度风险的浅表性膀胱癌使用分子量较小的吉西他滨膀胱灌注时效果较好，且全身的毒副作用小。吡柔比星是新一代抗肿瘤药物，在肿瘤组织内弥散快，能迅速渗入黏膜达到药效作用，是一种膀胱灌注治疗的理想药物。

（6）**新的膀胱灌注治疗药物**：溶瘤腺病毒很适合治疗的靶器官当属膀胱，它也是有望在临床上广泛使用的药物，腺病毒还作为载体通过携带抗癌基因进入肿瘤细胞，破坏肿瘤细胞的生长，而起到抑制肿瘤进展的作用。

（7）**物理辅助治疗**：该治疗分为以下 3 种方法。①热化学灌注治疗：热疗与化疗联合加强疗效的方法。②电化学灌注治疗：是通过膀胱内外电梯度不同，提升灌注药物对膀胱上皮穿透率以增强疗效。③光动力学治疗：目前是二线治疗方案，它是联合可选择性结合癌细胞的光敏剂与强光源，是共同杀伤膀胱内癌细胞的方法。

（8）**联合化疗**：由于膀胱癌细胞耐药机制多且复杂，没有一种化疗药物对所有膀胱癌患者有效。体外培养的癌细胞行药敏试验，癌细胞中仅 34% 对单一化疗药敏感。联合化疗利用不同药物控制抗癌机制不同可能优势互补提高疗效、延缓耐药性，随着各自药物的剂量减少，毒副作用也相对减少。不同药物使用，代谢途径及时间不一，对机体毒性分散而降低。

那么怎么灌注，需要住院吗？膀胱灌注化疗并不需要住院，门诊预约时间后领取药物至专门的膀胱灌注室灌注。

灌注过程中的注意事项

1）灌药前先排尽膀胱内尿液，灌药前少饮水，避免尿液将药物稀释；灌注前清洗外阴，可预防性口服药物抗生素，防止尿路感染。

2）患者取仰卧位；消毒尿道口，严格按照无菌技术操作规范插入尿管；通过导尿管灌注药物入膀胱。灌注速度不宜过快，避免刺激膀胱引起尿频、尿急等。

3）灌注完毕注入 10 ml 空气或 0.9% 氯化钠注射液后反折拔出尿管，避免药物残留在尿管内。灌注过程中注意保护尿道口及周围正常皮肤，以免药液与皮肤接触后引起皮炎。

4）灌注后根据药物说明书，将药物在膀胱内保留一定时间，0.5~2 小时。每 15 分钟依次仰卧位、右侧卧位、俯卧位、左侧卧位转动体位各一次（图 53-1、53-2、53-3），然后排尿。

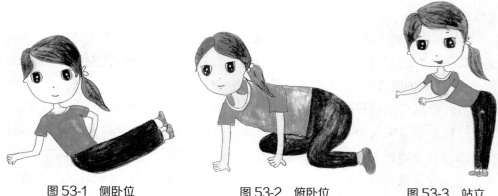

图 53-1　侧卧位　　　　　图 53-2　俯卧位　　　　　图 53-3　站立

5）灌注结束后，告知患者要多饮水（2 500~3 000 ml），加速尿液生成以达到生理冲洗膀胱及减少药物对膀胱黏膜的刺激。

6）插入导尿管及拔出导尿管时保持放松，紧张会加重尿道的损伤；对于男性患者会增加前列腺炎和附睾炎的发生率。

7）如出现尿频、尿急、尿痛，可复查尿常规，进行药物治疗。若尿路刺激症状不消失，则适当延长服药时间或及时就诊。严重时暂停膀胱灌注治疗。

8）疗程：灌注疗程因人而异，对于一些低危、没有浸润肌层的膀胱癌患者可术后立即进行膀胱灌注化疗。因为肿瘤复发的概率很低，手术后即刻灌注化疗药物可以不用再继续进行膀胱灌注。而相对高危的膀胱肿瘤患者仍推荐采用维持膀胱灌注化疗的方案。方法为术后 24 小时内膀胱灌注治疗后仍需继续灌注化疗，可以每周 1 次，持续时间为 4~8 周，随后每月 1 次，共 6~12 个月。如果能坚持 1~5 年最好；如果尿路刺激反应重可以适当缩短疗程，但前 8 次（每周 1 次）的灌注尽量坚持，早期的灌注意义要大于后期。

不良反应和相关处理

（1）尿频、尿急：药物透过膀胱黏膜刺激黏膜下神经，使膀胱敏感性增高，出现尿频、尿急。会在灌注后 1~3 天缓解。可通过多饮水缓解。

（2）血尿：药物透过黏膜下层的血管进入血液，黏膜水肿，毛细血管脆性增高，易发生破裂出血，均为轻度淡红色肉眼血尿。注意有无鲜红色血尿及血凝块，如有上述情况来院就诊。一般于 2~3 天血尿消失。

（3）尿道疼痛：多发生在尿道有炎症或手术后留置导尿管近期拔除的患者。轻度疼痛可自行消失，疼痛剧烈应及时就诊。

（4）膀胱痉挛：药物刺激膀胱引起化学性膀胱炎，使膀胱逼尿肌顺应性减低，膀胱容量减少，严重的可使膀胱固有层和肌肉纤维化导致膀胱痉挛。膀胱痉挛时药物灌入后顺尿道口流出的现象，灌入后几天也有可能发生。发现后应及早就医处理。

（5）尿道狭窄：插尿管后黏膜损伤未愈合，膀胱灌注时药物刺激尿道黏膜易致尿道狭窄。如发生尿线变细及排尿费力及时就诊。

另外，对于手术中有膀胱穿孔或手术创面大的患者，为了避免化疗药物的大量吸收所带来的诸多不良反应，不主张行即刻膀胱灌注化疗。同时，灌注期间出现严重的膀胱刺激症如：尿频、尿急、尿痛等时，也应延迟或停止灌注治疗，以免继发膀胱挛缩。

54

所有膀胱肿瘤患者都可以卡介苗灌注吗

- ★ 什么是卡介苗?
- ★ 卡介苗灌注的注意事项?
- ★ 卡介苗灌注的不良反应?
- ★ 卡介苗灌注的适应证、禁忌证?

卡介苗灌注是膀胱灌注治疗中的一种重要方法,本节主要为您介绍卡介苗灌注的相关知识。

卡介苗是什么

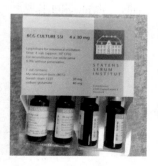

图 54-1　卡介苗药品外观

卡介苗简称 BCG,是 20 世纪,法国两位细菌学家——卡默德和介兰,他们共同研制成功的主要为了预防结核病的一种活的无毒牛型生物菌(图 54-1)。接种人体后可产生对人型结核杆菌的免疫力,用来预防肺结核。但是,很少有人知道卡介苗还有另一个用途——治疗和预防膀胱肿瘤复发。

目前,临床上 95% 的膀胱癌为尿路上皮细胞癌,患病初期多表现为表浅癌。对表浅膀胱癌的治疗主要为经尿道切除或电烙。但是，表浅膀胱癌尿道切除后，近期肿瘤复发率高达 70%，远期复发率几乎是 100%。这就需要手术后卡介苗膀胱灌注，因为其具有一定的抗原性、致敏性和残余毒性，可有效治疗和预防膀胱癌复发。卡介苗预防浅表性膀胱癌复发的效果比化疗药（如丝裂霉素）好，但副作用也比化疗药物膀胱内灌注多，因此，卡介苗膀胱灌注主要用于复发风险较高的患者，或作为化疗药物治疗失败后的二线用药。

注意事项

膀胱灌注的注意事项有以下 6 种：① BCG 为白色干粉状，使用前应加 50 ml 生理盐水充分溶解、稀释，插导尿管进行灌注。②灌注后患者应每隔 30 分钟，按平卧位，左、右侧卧位，头低足高位，立位变换体位 1 次，2 小时后排空膀胱。③灌注 1.5 小时后患者多饮水，加速尿液生成，促使药物尽快排尽，减少对膀胱的刺激反应。④灌注后有的患者会出现尿频、尿急、发热及血尿现象，这些是正常现象，不用担心。高热需要吃退烧药缓解，低热不用吃药，只需要多喝水，大量饮水后这些刺激症会逐渐消失。所以大家需要了解多喝水是非常重要的。⑤保存：卡介苗保存温度 2~8℃，家用冰箱冷藏即可，有效期一般为 1 年。⑥灌注方法：在膀胱肿瘤手术后 2 周开始，用 120 mg 卡介苗，加 50~60 ml 生理盐水稀释，每周灌注 1 次，连续 6 次，以后每半个月灌注 1 次再连续 6 次，再以后灌注 1 次维持到术后 2 年，以后可每年灌注 2~4 次。

不良反应

卡介苗膀胱内灌注的副作用和并发症是不能忽视的。卡介苗膀胱内灌注最常见的反应是膀胱炎，约 95% 的患者灌注后均有不同程度的尿频、尿急和尿痛，可伴有血尿，部分患者同时还有低热、流涕、全身不适等类似感冒的全身症状。许多患者在灌药后，常常自己服用氟哌酸或其他消炎药，希望能消除膀胱炎引起的尿路刺激症状或全身症状，其实不必要。这些全身反应是人体对卡介苗的超敏反应，而不是感染，症状多在 2 天自行消失，无需治疗。反应较重的患者，可对症治疗，如口服舍尼亭、阿司匹林等药物。如果症状持续超过 2 天，或发热超过 38.5℃，或是血尿严重的患者，必须警惕，应当及时到医院就诊。这类患者需要抗结核治疗，每日口服异烟肼（雷米封）300 mg，直到症状缓解。少数患者卡介苗灌注后会引起较严重的并发症，如膀胱痉挛、白细胞减少、睾丸及附睾结核、肺结核等，应立即到医院正规治疗。严重合并症的出现往往与卡介苗进入血液循环有关系，而膀胱和尿道黏膜的破损与炎症都容易使卡介苗入血播散，因此有泌尿系感染的患者应停止灌药，电切或活检术后至少 10 天再行卡介苗灌注。避免灌注时操作粗暴，损伤尿道黏膜。药液一定要经过导尿管灌入膀胱内，不能直接用注射器经尿道口灌药，避免后尿道脓肿及溃疡，甚至引起其他严重并发症。虽然卡介苗有一定的疗效，但是从上面我们也了解到其副作用也是非常痛苦的。

禁忌证

卡芥苗的禁忌证也很多，这也是患者需要特别注意的，我们这里为大家列举了8 种。①结核性疾病、急性传染病、肾炎、心脏病、免疫缺陷症、湿疹或皮肤病患者。②急性疾病、烧伤、疾病恢复期、近期接种天花疫苗、泌尿道感染患者。③由于使用下列药物或治疗而致免疫应答抑制：烷化剂、抗代谢药、放射治疗、类固醇。④由于下列疾病导致免疫应答降低：全身恶性肿瘤、HIV 感染、γ 干扰素受体缺陷、白血病、淋巴瘤。⑤由感染性疾病导致的发热或未知病因的发热。⑥免疫力降低的婴儿或儿童慎用。⑦结核菌素反应强阳性的患者慎用。⑧哮喘患者：免疫原性物质可引起哮喘发作或过敏反应。

55

手术后需要怎么复查

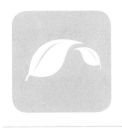

- ★ 经尿道膀胱肿瘤术后怎么复查？
- ★ 全膀胱术后怎么复查？

很多患者心里都有疑问：术后我该何时复查、怎么去复查？其实，术后复查并不难，根据自己的手术类型结合病情变化及恢复情况，合理安排时间就可以了。一般术后 2 年内每 3 个月全面复查 1 次，2 年后每 6 个月复查 1 次。除了常规治疗计划中的定期复查，如果您觉得身体有异样的不适，那么也需要及时去医院复查，因为可能发生了术后并发症。我们通过具体的手术来讲述可能会更加直观。

经尿道膀胱肿瘤电切术后复查

浅表性膀胱癌患者依据肿瘤的分期分级不同，需要 3~6 个月复诊一次，复诊时要空腹、禁水，带上之前所有的检查资料，特别是手术记录及病理检查单，这两项常被遗漏。每次复诊需要做血常规、生化检查、尿常规、尿液分析，以及 B 超、CT、膀胱镜、静脉肾盂造影等一系列检查，观察膀胱癌是否复发。其中膀胱镜是最主要的，我们可以直接观察膀胱内肿瘤的生长情况，B超检查可以检测肾盂以及输尿管是否有肿瘤转移。对于在膀胱电切术后第3个月的复诊患者，此时应该是刚好完成每周1次的灌注治疗，准备开始每月1次的灌注疗程。此时膀胱镜检查应安排在膀胱灌注化疗之前，否则膀胱内可能充血、发红，使膀胱镜视野不清晰，达不到检查的效果。

全膀胱切除术后复查

一般复查时需要检查以下项目：①B超检查可及时发现局部淋巴结转移或邻近组织受到侵犯的程度。②抽血检查可确定肾功能：水电解质是否异常。③尿常规可发现合并感染和血尿。④X线检查可发现肺部有无转移。⑤复查时带上之前所有的检查资料，特别是手术记录及病理检查单。⑥定期挂造口门诊，观察造口变化，如有发热、尿液有絮状黏液、造口周围皮肤红疹、尿道口出现血性分泌物等不适，应去医院就诊。

在上述涉及的检查中，有些检查比较特殊，需要患者和医护人员配合好，才能做到最好的检查效果。下面我们一起来了解一下相关特殊的检查。

（1）膀胱镜检查：膀胱镜检查有哪些注意事项呢？首先，我们来了解一下什么是膀胱镜。膀胱镜是内镜的一种，形状与尿道探子相似，由电镜鞘、检查窥镜、输尿管窥镜及镜芯等4部分构成，并附有电灼器、剪开器和活组织检查钳等附件。膀胱镜备有冷光源箱，经反向的强冷光通过光学纤维导光束，传送到膀胱内部，替代膀胱镜鞘前端的灯泡照明，具有照明良好、景象清晰、调光随意等优点。膀胱镜检查为一种侵入性检查。它损伤较小、痛苦少，对膀胱内部病变的观察直接、清晰，现在临床上广泛应用。

为了顺利进行膀胱镜检查且节约时间，膀胱镜之前需要做的一些准备工作：①抽血查传染病全套或出示6个月内的检查结果。②检查前一天晚上洗澡或清洗会阴部。③最好在家属或医护人员的陪同下前来就诊。④有心脑血管、呼吸系统病史或其他特殊情况的患者，请提前告知医护人员。⑤检查前排空膀胱。⑥因检查后需大量喝水，离家较远的患者可自备饮水。

膀胱镜检查不适宜的人群：①尿道、膀胱处于急性炎症期，可导致炎症扩散，而且膀胱的急性炎症充血，还可使病变分辨不清。②膀胱容量过小，在60 ml以下者，说明病变严重，患者多不能耐受这一检查，也容易导致膀胱破裂。③包茎、尿道狭窄、尿道内结石嵌顿等，无法插入膀胱镜者。④骨关节畸形不能采取截石体位者。⑤妇女月经期或妊娠 3 个月以上。⑥肾功能严重减退而有尿毒症征象、高血压而且心脏功能不佳者。

（2）CT 检查：CT 检查中常使用造影剂做增强扫描，禁忌证及高危因素包括：①碘造影剂过敏。②严重肝、肾功能损害。③重症甲状腺疾患。

（3）B 超检查（图 55-1）：①检查心脏时，应休息片刻后脱鞋平卧于检查床上，解开上衣纽扣，暴露胸部，让医生检查。②探测易受消化道气体干扰的深部器官时，需空腹检查或做严格的肠道准备。如腹腔的肝、胆、胰的探测前 1 日最好禁食牛奶、豆制品、糖类等易于发酵产气食物，检查前 1 天晚吃清淡饮食，当天需空腹，禁食、禁水。③患者如同时要做胃肠、胆道 X 线造影时，超声波检查应在 X 线造影前进行，或在上述造影 1 天后进行。④如检查盆腔的子宫及其附件、膀胱、前列腺等脏器时，检查前需保留膀胱尿液，可在检查前 2 小时饮开水 1 000 ml 左右，检查前 2~4 小时不要小便。

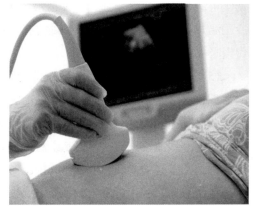

图 55-1　B 超检查

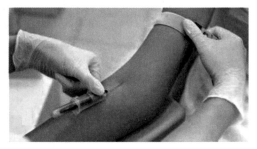

图 55-2　血液检查

（4）血液检查（图 55-2）：①晚 8 点后要禁食，避免大量饮酒，血液中的酒精成分会直接导致结果升高或降低；抽血查血脂前，最好不要吃含油脂过高的食物，如涮锅、扣肉等；查胆固醇前，要少吃鸡蛋，这些都会影响血液的成分，造成"误判"。②前晚应睡眠充足，早晨不宜做剧烈的运动。因为剧烈的运动可使丙氨酸转氨酶、天冬氨酸转氨酶等升高，还可引起血中钾、钠、血糖等成分的改变，影响测定结果。③检验前不宜太过劳累或受冷、热剧烈刺激，可致白细胞升高。④要放松心情，因为恐惧会造成血管的收缩，增加采血的困难。⑤有晕血史者最好提前告知抽血的护士，可带些糖果、巧克力。若出现晕血症状，如头晕、眼花、乏力等时可饮少量糖水或食用糖果，立即平卧，症状缓解后再进行其他检查。⑥抽血后切勿揉搓穿刺部位，以免造成局部淤血出现"青紫"，也不要触摸穿刺点，以免感染。在针孔处局部按压3~5分钟，同时放松上捋的衣袖，以帮助止血。值得注意的是，各人体质不一，中老年人或有出血倾向者，应延长按压时间，虽有时皮肤表层看似未出血，其实可能会因未完全止血，而使血液渗至皮下造成青淤。若局部出现淤血，24小时后用温热毛巾湿敷，以促进局部血液循环，促进淤血消散。一般皮下淤血会被身体慢慢吸收，时间需要2周左右。

（5）**静脉肾盂造影检查**：适应证为肾脏、输尿管及膀胱结核、肿瘤；原因不明的血尿；泌尿系结石等。造影前准备：一般在造影前1天，就禁食产气的食物，如奶类、豆制品、面食、糖类等，造影前一天晚上，将医生开的泻药按时、按量服用，将肠道内的残渣排出，清洁肠道。检查前还应做碘过敏试验。当日早晨不能吃早餐。要少讲话，多走动，以利于气体的排出。造影前需排尿、排便，使肠道、膀胱空虚。

造影禁忌证：①肾功能衰竭。由于尿液内造影剂浓度低、显影差，以及可能对肾脏产生毒性，导致肾功能恶化，故肾衰患者不宜做此项检查。②碘过敏。对碘过敏的患者，造影前应用脱敏药物。若碘过敏试验为阴性，仍有过敏反应的可能，在造影过程中需密切观察。③怀孕妇女。为了避免X线对胚胎发育的影响，故孕妇需严格控制。对生育期妇女的造影检查，应在月经后10天内进行。④多发性骨髓瘤：本病患者做静脉肾盂造影时，可能发生尿闭，特别在少尿患者中易发生尿闭，故不宜进行此项检查。

56

磨刀不误砍柴工：膀胱肿瘤的新辅助治疗

★ 什么是新辅助治疗？

★ 什么样的患者适合新辅助治疗？

★ 新辅助治疗怎么做？

所谓膀胱肿瘤的新辅助治疗，其实就是膀胱肿瘤的新辅助化疗，该治疗方法产生的背景、适合用于什么情况的患者，以及目前常用的化疗方案，我们会在本节中给出答案。

在前面的章节中，我们了解到膀胱肿瘤分为非肌层浸润性膀胱癌和肌层浸润性膀胱癌。非肌层浸润性膀胱癌主要的治疗方案是经尿道的膀胱肿瘤电切术和术后规律的膀胱灌注治疗。对于肌层浸润性膀胱肿瘤的标准治疗方案有根治性膀胱切除、盆腔淋巴结清扫和尿流改道术。但是该手术的术后 5 年生存率只有 27%~67%。究其原因，可能与肌层浸润性膀胱癌确诊时已存在微转移灶有关，有研究指出，该病确认时已存在微转移灶的发生率是 10%~50%。我们的医生为了消除微转移灶，提高患者术后远期生存率，提出了对肌层浸润性膀胱肿瘤的患者术前行全身化疗，即新辅助化疗。

新辅助化疗适用于膀胱肿瘤已经浸润到肌层及膀胱周围组织，甚至前列腺、子宫或者阴道的患者，通过规律的化疗，可以控制局部病变，使肿瘤降期，降低手术难度和消除微转移灶，提高术后远期生存率。有研究表明，新辅助化疗后，患者5年生存率提高6%，死亡率可下降13%，远处转移率降低5%，对于肿瘤浸润到前列腺、子宫或者阴道、盆腔或者腹壁的患者，其生存率提高更明显。新辅助化疗也为要求保留膀胱的患者，或因身体条件不能耐受根治性膀胱切除术的患者带来了希望。

目前我们一线的化疗方案是 GC 方案（即吉西他滨、顺铂联合方案）和 MVAC 方案（即甲氨蝶呤、长春新碱、多柔比星、顺铂联合方案）。两者相比较，疗效相当，但 GC 的毒副作用更小。目前国外专家优化了 MVAC 方案，即高剂量强度 MVAC 方案，在 MVAC 方案的基础上，同时给予粒细胞集落刺激因子，这样可以减小毒副作用，在相同给药剂量的情况下，还能缩短给药时间。目前国外已经将该治疗方案作为一线化疗方案，而不再推荐 MVAC 方案。对于部分不能应答顺铂、肾功能不全或老年患者，可以采用卡铂来代替顺铂，但使用时要慎重考虑。目前新辅助化疗方案的疗程推荐是 4~6 个周期。其副作用主要表现为消化道反应、贫血及白细胞降低等。

为了避免过度治疗，减少延误治疗的风险，需要在 2 周期化疗的基础上进行疗效评价，在有效的基础上再继续行 2 周期的巩固化疗，如果化疗无效，则应立即行根治性膀胱切除术。

57

膀胱肿瘤的放射治疗

★ 什么是放射治疗?

★ 什么样的膀胱肿瘤患者适合放射治疗?

★ 放射治疗后的注意事项有哪些?

前面我们讲到了膀胱癌电切术以及膀胱癌根治术,那么大家是不是就有了一个疑惑:如果我得了膀胱癌,就一定要做手术吗?事实上,我们还有一种不开刀的"根治术",即膀胱肿瘤的放射治疗。近年来,有临床研究证实:放射治疗在保留膀胱的综合治疗中有显著疗效。

肿瘤放射治疗是利用放射线治疗肿瘤的一种局部治疗方法(图 57-1)。放射线包括放射性同位素产生的 α、β、γ 射线和各类 X 线治疗机或加速器产生的 X 线、电子线、质子束及其他粒子束等。约有 70% 的

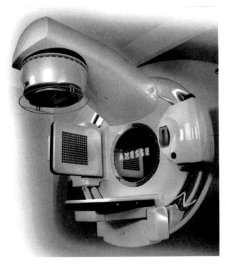

图 57-1 γ 刀治疗仪

癌症患者在治疗癌症的过程中需要用放射治疗，40% 的癌症可以被放疗所根治。放射治疗在肿瘤治疗中的作用和地位日益突出，已成为治疗恶性肿瘤的主要手段之一。

　　膀胱癌的放射方法主要包括体外照射、腔内照射以及肿瘤内照射。体外照射最常用的是超高压的 X 线。腔内照射是把放射源直接置入膀胱腔内，即将某一种放射性溶液经导尿管置入膀胱腔内，达到膀胱内照射的目的，这种方法有一个严重副作用，即多发性浅表性溃疡。但其优点在于它可以在短时间内使肿瘤细胞得到大量的照射，但是对邻近的组织却没有预防复发的作用，因此应与外照射联合使用。

　　膀胱恶性肿瘤是泌尿系统最为常见的恶性肿瘤之一，放射治疗作为临床治疗的一个主要手段，并不是任何人均适用。选择治疗的方法，需要考虑很多具体的情况，总体原则有一条——不选择最先进的技术，而在具体条件下选择最适合自己病情的治疗方法。我们就来看一下，到底什么样的患者才能选择放射治疗。

　　膀胱癌根据其临床特点，大致可以分为 3 类：非肌层浸润性膀胱癌、肌层浸润性膀胱癌和转移性膀胱癌。非肌层浸润性膀胱癌是指癌细胞局限于表浅的膀胱黏膜上皮层以及黏膜下层，而没有侵犯到更深的膀胱肌层。拿墙壁做比方，也就是说肿瘤还局限于墙纸下的涂料层，没有突破砖或水泥，在这样的情况下，临床治疗方法一般选择经尿道膀胱肿瘤电切术；而一旦肿瘤突破砖或水泥，也就是说癌细胞生长的深度已经深达膀胱肌层，我们一般选择全膀胱切除术；但是如果患者全身情况很差，或者伴有严重的心肺功能不全，无法耐受这样的大手术，则会选择膀胱癌的放射治疗。因此，患者要根据自己的病情特点来选择合适的治疗方案，应仔细咨询医生后慎重选择。膀胱癌的放疗可分为根治性放疗、辅助性放疗和姑息性放疗这 3 种。

　　我们就将膀胱癌放射治疗的适应证概括为以下 5 方面：①由于膀胱癌的发病年龄逐步年轻化，很多患者要求保留膀胱，早期的放射治疗可保留膀胱，提高生活质量，男性患者还可保留性功能。②肿瘤较大，需在放、化疗治疗肿瘤缩小后再进行手术。③对于不能耐受手术的患者，或有选择的早期膀胱癌可行根治性放射治疗。④对于已行膀胱电切术的患者，若术后肿瘤残存，膀胱外受侵或侵犯盆腔周围器官或淋巴结转移，需行术后放射治疗。⑤膀胱出血、盆腔疼痛、尿频、尿多等，脊髓压迫、脑转移、淋巴结转移引起水肿或疼痛的晚期膀胱癌患者可选择姑息性放射治疗，减少痛苦，改善生活质量并延长寿命。

从以上的介绍，大家了解了膀胱癌放射治疗的适应证，但是高热、恶病质，以及严重肾功能衰竭的患者绝对不能接受放射治疗。由于患者的全身状态好坏可以直接影响治疗的效果，所以在治疗前，要全面进行检查。有贫血则要给予纠正，有全身感染要给予治疗，有合并症者也要给予控制。从各方面改善患者的全身状况，提高机体的免疫能力，提高治疗效果。

接受膀胱癌放射治疗的患者，应当注意保护好自己，减少感染的机会，避免去人群集中的地方，因为在放疗期间，会导致白细胞下降，从而引起免疫力的下降，应保持室内空气流通新鲜，养成良好的生活习惯，保持口腔清洁，定期检查血常规。

膀胱癌放射治疗后经常出现不同程度的膀胱反应和直肠反应，导致尿频、尿急、尿痛、血尿和腹痛等急性毒副作用，甚至引起出血性膀胱炎和腹泻等晚期并发症。进行放疗时，应考虑到发生并发症的可能性，所以在治疗时，医护人员会尽量保护正常组织，积极对症治疗，预防严重的并发症发生。

58

放射治疗膀胱肿瘤有什么并发症

★ 放射治疗带来的危害有哪些?

★ 如何缓解放射治疗带来的不适?

如前所述,放射治疗是中晚期膀胱癌临床应用较多的治疗方法之一,可使肿瘤缩小,改善症状(图 58-1)。但放射治疗缺乏选择性,对人体正常细胞亦会造成损伤,尤其是在放射治疗期间会出现口干、放射区域皮肤瘙痒、微红等。放射治疗副作用与放射治疗持续时间、面积、剂量有关,面积越大、剂量越高,损伤就越重。很多患者由于恐惧,往往不能坚持治疗,从而影响了治疗效果,那么,膀胱癌放射治疗的副作用有哪些呢?下面就对这些常见的并发症出现的原因及处理做出解答。

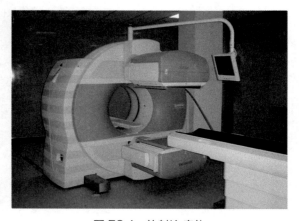

图 58-1 放射治疗仪

膀胱反应

表现为不同程度的膀胱刺激征，膀胱刺激征是指尿频、尿急、尿痛，有的时候还可能伴有血尿的症状，症状较轻的患者对症治疗即可治愈，症状较重者有可能出现放射性膀胱炎、膀胱纤维化和挛缩性膀胱，严重的尿路刺激征有时需要手术治疗。放射治疗前 3 周内做活检、尿路梗阻、膀胱感染以及肿瘤有大溃疡或坏死的膀胱癌患者较易出现膀胱反应。膀胱癌放射治疗膀胱反应的发生率为 9%。晚期发生率约 1%。

直肠反应

在膀胱癌的放射治疗中出现直肠反应是由于它特定的解剖位置，前面第一章，我们就已经提到，直肠位于膀胱的后面，所以膀胱癌患者在进行放射治疗时，我们常常会有意保护直肠，但是尽管如此，直肠反应还是经常发生。直肠反应主要表现为大便次数增多、便血、里急后重等，多数在对症处理后可恢复，严重者会出现直肠狭窄或穿孔。膀胱癌放射治疗直肠反应的发生率为 3%。

小肠反应

位于骨盆的小肠在膀胱癌放射治疗中也常受到损害。在放射治疗时，给下腹部加压的目的是将小肠尽量压到放射野以外，但小肠仍不免受到损害，尤其是膀胱癌根治术后的患者，小肠受放射损害的机会更多。小肠反应的主要临床表现为肠道粘连、肠梗阻、狭窄，个别出现肠穿孔。体外放射治疗出现小肠反应的发生率为 2%。

泌尿系感染

在膀胱癌放射治疗中，由于尿路不畅，有时可出现尿路感染，表现为尿急、尿痛、尿频等症状（图 58-2）。

此外，接受放射治疗的膀胱癌患者还可能出现触电感，或双下肢无力、感觉异常，重者表现为下肢瘫痪、大小便失禁，甚至全身瘫痪；放射性皮炎在放射过程中极易出现，表现为照射野皮肤瘙痒、皮肤潮红、皮下出血点；出血可发生在放射治疗的任何时期，出血量可多可少，对于那些有明显溃疡的患者，应减少每次的照射剂量，延长总治疗时间。

很多患者在接受放射治疗的过程之中或之后还会出现口干的症状，这是由于放射治疗破坏唾液腺所致，此时，患者应当常漱口，保持口腔湿润，防止口腔感染，每天多饮水或采用高热量的饮料，避免调味太浓烈的食物，例如：豆类、洋葱、马铃薯、牛奶、碳酸饮料等。放射治疗后的食欲不振是由于味觉细胞遭到破

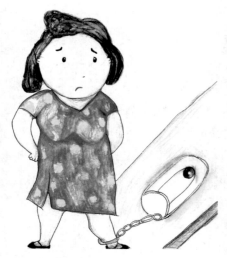

图 58-2　尿急、尿痛、尿频

坏，通常会降低对甜、酸的敏感度，增加对苦的敏感度，改善方法应少量多餐，烹调时可加强甜味及酸味，并避免食用苦味重的食物，如荠菜等，用餐前可做一些轻度的活动，饮少量汤或开胃饮料。

总之，膀胱癌放射治疗的主要并发症是可以控制的，只要患者配合治疗、增强信心，就能够忍耐和完成治疗。规范的放射治疗对于减少复发率和延长生存期至关重要。

59

什么是精准放射治疗

- ★ 什么是放射治疗？
- ★ 什么是精准放射治疗？
- ★ 它的优点是什么？

　　不管是从医疗电视剧，还是从自己身边的亲属朋友中，我们或多或少的会听到，医生建议膀胱肿瘤晚期的患者去做精准放射治疗。那有人会问，什么是放射治疗呢？什么是精准放射治疗？它们有什么区别呢？在本节中，我们会详尽平实地解惑。

　　所谓放射治疗，就是利用一种或多种电离辐射对恶性肿瘤及一些良性疾病进行的治疗。而放射治疗的目的是最大限度地将放射剂量集中到病变区（靶区）内，杀灭肿瘤细胞，而周围正常组织或器官少受或免受不必要的照射，一些重要器官如脑干、晶体、脊髓、肾、性腺等，则需要特别保护。

　　什么样的患者适合做放射治疗呢？肌层浸润性膀胱癌患者在某些情况下，为了保留膀胱而不愿意接受根治性膀胱切除术，或患者全身条件不能耐受根治性膀胱切除手术，或根治性手术已不能彻底切除肿瘤以及肿瘤已不能切除时，可选用膀胱放射治疗，或放化疗联合治疗。膀胱癌的放射治疗可以分为根治性、辅助性和姑息性放射治疗。其中根治性放射治疗中，根据膀胱外照射方法又分为常规外照射、三维适形放射治疗及调强适形放射治疗。其中三维适形放射治疗及调强适形放射治疗就是我们要讲述的精准放射治疗。

传统放射治疗技术是放射治疗的初级阶段，在根治肿瘤的同时，会带来了正常组织器官的一次性或永久性伤害，甚至要以牺牲一些重要器官为代价。肿瘤放射治疗的理想境界是只针对肿瘤进行放射，而对肿瘤周围的正常组织没有放射影响。现代放射治疗技术虽然还没有达到此种境界，但随着计算机技术的超速发展，应运产生的现代精准放射治疗技术朝此理想化目标跨越了一大步。

所谓精准放射治疗，是在常规放射治疗基础上通过精确的肿瘤定位、计划设计、剂量计算，以及在治疗机上精确执行的一种全新肿瘤放射治疗技术。它融合了三维图像处理技术、高精度的剂量计算法、尖端的直线加速器系列技术、先进的肿瘤诊断技术、放射生物学前沿研究成果。与传统放射治疗技术不同之处可概括为"四最"，即靶区（病变区）内受照剂量最大，靶区周围正常组织受量最小，靶区内剂量分布最均匀，靶区定位及照射最准确。优点是"高精度、高剂量、高疗效、低损伤"，主要包括三维适形放射治疗及调强适形放射治疗两种形式。

三维适形放射治疗是指将先进的计算机技术应用于成像。设计治疗计划、治疗实施和疗效验证等过程中，采用 CT 模拟技术获得靶区在三维空间的立体分布，三维层面的射线剂量都与肿瘤的立体结构基本保持一致，并据此设计出个体化的放射治疗计划。此项技术可进一步提高肿瘤照射剂量，减少周围正常组织受量，从而提高肿瘤局控率及生存率，同时减少放射治疗并发症，改善患者生存质量。

然而有些情况下三维适形放射治疗不能完全达到治疗肿瘤保护正常组织的目的。如需要照射的肿瘤周围存在较多的重要器官或正常组织，肿瘤与正常组织或重要器官相互交错，肿瘤组织包绕重要器官等，这时的靶区形状或是"中空"状，或是"马蹄"状，或是"蟹足"状。

普通三维适形放射治疗难以形成这些特殊的照射靶区形状，这时的放射治疗需要采用调强适形放射治疗技术，即在三维适形照射的基础上，对照射野截面内诸点输出剂量按照要求的方式进行调整，经过多角度照射使射线剂量在体内空间分布于病变一致，形成高剂量区。其结果是在肿瘤受到致死照射的同时，最大限度地保护了周围正常组织，减轻了放射治疗反应，从根本上改善了患者的生活治疗；同时提高肿瘤的局部控制率，使根治的机会大大增加。

影响精准放射治疗的因素，主要是定位方面，肿瘤受体位、呼吸等因素的影响，会发生位置的改变。普通放射治疗是通过模拟定位机定位，用皮肤墨水在患者皮肤上标记治疗范围。而精确放射治疗是先让患者平躺在三维适形治疗床上，然后用体模将患者予以固定，在螺旋 CT 上进行定位，很好地解决了体位固定问题。在使肿瘤得到充分固定的同时，还能进行精确的三维立体定向定位，最大限度地保证将所有的射线都集中在肿瘤上面，减少误差，避免射线对正常组织的损伤。

　　精准放射治疗技术过程比较复杂，不仅要求有精确的定位系统、先进的治疗计划系统及放射治疗设备（图 59-1），以及严格的质量控制及验证体系，而且更要求有一批高技术素质的放射治疗医师、物理师和技师队伍的团结合作，目前只有北京、上海、广州等少数大的肿瘤中心可开展此项技术。

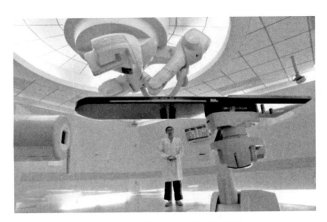

图 59-1　精准放射治疗设备

60

质子重离子治疗适用于膀胱肿瘤吗

★ 什么是粒子放射治疗？

★ 粒子放射治疗的优势？

★ 什么样的患者适合粒子放射治疗？

目前对肿瘤治疗的常规手段是外科治疗、放射治疗和内科治疗。其中放射治疗的主要技术有光子放射治疗，即用高能 X 线或伽马射线来治疗肿瘤，其中较先进的方法是我们前面章节提到的精准放射治疗，还有一种就是我们本章节提到的质子重离子治疗，即粒子放射治疗。

粒子放射治疗肿瘤最早开始于 1954 年美国，经过半个多世纪的不懈努力，特别在近 20 年，粒子放射治疗在设备、技术和临床研究中均取得了显著的进步。目前认为粒子放射治疗是当今世界医学界公认的最先进的肿瘤放射疗法，但是由于其器械设备的投入和运营费用的巨大，使得该技术没有被广泛使用。目前全球仅有 30 多家医疗机构使用粒子放射治疗，主要分布在日本、中国、美国和欧洲国家。

什么是粒子放射治疗？用于放射治疗的放射线包括质子和重离子。质子是原子核的基本组织部分，带正电荷。质子来自氢原子，移去其外周的一个电子即成为质子。重离子有多种带电的粒子，包括碳、氧及氮等，但是放射物理学和生物学的研究表明，比较适合人类肿瘤放射治疗的是碳离子，从二氧化碳中去掉氧后可获得带正电的碳原子。用加速到接近光速的质子或碳原子来治疗患者。

粒子放射治疗有什么优势呢？第1点，质子和重离子放射线的物理学剂量分布和光子的完全不同，其具有布拉格峰（Bragg峰），即粒子射线在进入体内后剂量释放不多，而在到达它的射程终末时，剂量全部释放完毕，其在深部的剂量近于零。这样的分布特点更利于肿瘤的治疗，能够给予肿瘤更多的放射剂量，同时对周围正常组织的剂量明显小于光子治疗。重离子束和质子束相比较，具有剂量相对集中、照射时间短和疗效高，治疗时可以监测，便于控制位置和剂量，提高治疗精度等特点。

第2点，质子重离子的放射治疗比光子放射治疗有更大的杀灭肿瘤的效应。质子放射治疗在杀灭肿瘤效果上是光子放射治疗的1.2倍。重离子具有使细胞DNA双链断裂的效应，故其对肿瘤的放射治疗生物学效应更强。

粒子放射治疗适用于哪样的肿瘤？主要局限在原位，或者区域淋巴结转移，但是没有远处转移的肿瘤。目前国内外没有明确的临床资料证明在膀胱肿瘤中应用粒子放射治疗技术。但是对于有全身性的恶性疾病、一般状况不好的患者，已经发生广泛远处转移、同一肿瘤治疗接受过2次以上放射治疗的患者，以及无法长时间保持俯卧位和仰卧位的患者，我们不建议行粒子放射治疗。

粒子放射治疗除了上述很早期的肿瘤外，对于中晚期肿瘤，还需要联合其他的肿瘤治疗方案进行综合治疗。

61

中医对膀胱肿瘤的治疗作用

★ 中药能治疗膀胱肿瘤吗？

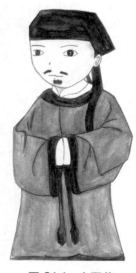

图 61-1　中医药

中医药又称汉族医药（图 61-1），其在原始社会就已诞生，并逐步发展成一套医学理论体系，它是中华民族的宝贵财富，又是源远流长的文化瑰宝。老百姓得了肿瘤后就不免多方打听，向中西医询问，以求寻找最佳方案。患者看病时也总会问："听说膀胱肿瘤手术后还要化疗、放疗什么的，很伤身体，要不要吃点中药调理一下？"那么中药对膀胱肿瘤有治疗作用吗？答案毋庸置疑是肯定的，中医药在膀胱肿瘤治疗中主要以联合辅助治疗为主。

中医的文献中并没有膀胱癌这个病名的记载，一般根据临床症状可归入为"尿血""癃闭"等疾病范畴，然而膀胱肿瘤是恶性疾病，该疾病的特点为：患者年龄大，平均为 68 岁左右，体质相对较弱，且膀胱癌容易复发，对患者的身心都造成了一定的损害，感觉这个疾病不爽气，今天刚治愈，没过几个月"春风吹又生"了，严重影响患者的生活质量以及治疗信心。因而首要是手术切除，把"做恶的源头"先切除掉，再辅以化疗、放疗等措施，最后才是结合中医辅助治疗，从而提高患者的免疫力，进而提高生活质量，树立战胜疾病的信心。

目前来讲，并没有一种中药说是专门治疗膀胱肿瘤的，一般都用于辅助治疗。有学者研究发现，膀胱癌综合治疗后是否发生各种不良反应，与使用的化疗药物密切相关，与患者的身体素质对化疗药物的敏感程度也有一定的相关性，但与治疗过程中是否使用中药却无关。也就是说膀胱癌治疗后，使用中药并不会杜绝不良反应，而针对各种不良反应运用中药后，能明显缩短其持续时间，使患者各项生理指标更快恢复正常。中医药学源远流长，数千年的实践证明了中医药在各种肿瘤的预防、减毒、防止复发、转移等方面都具有明显优势，然而如何用药还需听从医师指导，要根据每个患者不同症状对症下药，比如患者出现脾肾不足和气阴两虚的症状时，就要进行对症治疗，给予扶正、固本、祛邪，进一步提高免疫力的治疗来控制疾病发展，抑制癌细胞扩散，提高生存质量（图61-2）。

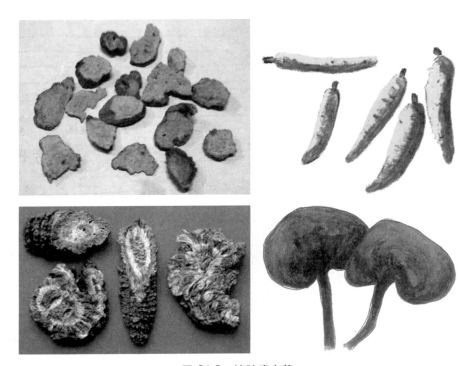

图61-2　抗肿瘤中药

　　膀胱癌复发率高，化疗后副作用多，从中药中寻找新的抗肿瘤药已成为中医的发展方向，相信在不久的将来会给膀胱癌患者带来福音。在这里，我们还要提醒一下广大的读者朋友，不要病急乱投医，盲目信赖一些非正规的中医门诊，甚至是一些江湖骗术、"祖传秘方"。他们抓住一些晚期患者求医心切的心理大行欺骗，掠取钱财，实际上却毫无用处。更甚者自制一些三无产品的药丸进行兜售，因为患者并不了解药品的毒副作用，误食后极有可能对人体产生一定的危害，得不偿失。

62

互联网上膀胱疾病的相关资源

★ 网上有哪些资源？

★ 我们应该如何解读网上的资源？

近几年，互联网已高度发达，移动医疗也迅速发展，互联网上已经可以寻及众多医学资源，智能手机中的医学软件也雨后春笋般地涌现出来。

网上关于膀胱癌的资源最为丰富，在"好大夫在线"网站上，知识库中仅仅针对膀胱癌，就已经发布了数百篇科普文章。在膀胱癌诊断方面，知识库中的文章介绍了膀胱癌的流行病学特征、可能的危险因素，以及早期表现和症状，指出无痛性血尿是膀胱癌最常见的早期症状，并进一步介绍了肉眼血尿和镜下血尿的概念。另有文章指导患者如何配合医生进行检查和诊断，除了无创检查之外，膀胱镜加活检是诊断膀胱癌的金标准。然而，膀胱镜是有创检查，不可避免地会给患者带来创伤和伤痛，文章中指出近年来膀胱软镜逐渐普及，为需要行该检查的患者带来了福音，膀胱软镜创伤小，检查过程中患者舒适度明显提高。

在膀胱癌治疗的过程中也存在着众多的问题，知识库中也有详尽的解释。例如，针对膀胱癌的手术方式众多，包括经尿道膀胱肿瘤电切术、膀胱部分切除术，根治性膀胱切除术等，在治疗过程中也可接受新辅助化疗、辅助化疗、辅助放疗等治疗，患者应当如何与医生沟通，并选择最优的治疗策略和方式。在那里可以找到各种膀胱癌术式的介绍、不同术式之间的比较和其各自的优缺点、不同治疗策略的优势，以便于患者更好地理解治疗的全过程。

另外，膀胱癌患者术后的治疗、随访、护理也极其重要。对于接受经尿道电切的患者，术后需接受膀胱灌注化疗，在知识库中，医生们对如何规范地进行膀胱灌注化疗进行了详细的解释。此外，膀胱灌注化疗有卡介苗等多种药物可供选择，不同药物的作用机制和副作用的程度有所区别。在灌注化疗期间，需定期随访并复查膀胱镜。对于接受回肠膀胱或原位膀胱手术的患者，术后造口或膀胱的护理非常重要。知识库中介绍了膀胱癌术后的护理和保健，针对不同术式的患者做出了详尽的解释。

欧美大型医疗中心历来重视患者宣教，各大中心均会制作疾病手册放置于门诊供患者取阅，并且网站上也可以找到精彩的患教文章。例如美国斯隆凯瑟琳纪念医院（Memorial Sloan Kettering Cancer Center）在官网上特别设立了患者教育（Patient Education）专栏，其中就对尿流改道、结核菌素灌注化疗、膀胱镜简介等进行详细的介绍。美国泌尿外科学会以及欧洲泌尿外科学会的官方网站也建立了相关的栏目，对患者进行相关信息的普及。我国医院以往对患者宣教重视不足，近年来重视程度逐渐增加，例如金华市人民医院的官方网站中，在健康知识一栏里，可以看到膀胱癌术后的健康教育，其中包括指导患者如何正确面对疾病，如何养成良好的生活和排尿习惯，如何规范的随访膀胱功能、肾脏功能、肿瘤情况等。

随着微信的发展，很多医院和医生都建立了公众号，这些公众号有些定期发布膀胱肿瘤诊疗的最新进展，普及膀胱肿瘤基础防治知识，进行健康宣教；有些专注于疑难复杂膀胱疾病的咨询，并提供多学科的联合诊治；有些传授膀胱癌术后造口护理；有些旨在搭起患者之间沟通的桥梁，使患者互相沟通，相互提供心理上的支持，携手抗击疾病。此外，有众多移动医疗APP可供下载，例如丁香医生、春雨医生等，通过这些软件，患者可以得到实用的疾病相关信息，并可直接咨询医生，快速、便捷地得到合理的意见和建议。

对于腺性膀胱炎、膀胱憩室、神经源性膀胱等其他膀胱疾病，在好大夫在线、微信、医院官网以及贴吧均有相关资源可供阅读。

值得注意的是，每个患者都存在个体差异性，网上的资源并非适用于所有的患者，有时可能是不准确，甚至是错误的，如有疑问，需及时到专业、正规的医院就诊。

63

膀胱疾病的最新医学信息

★ 膀胱疾病有哪些最新进展？

★ 这些新进展对患者的诊疗有什么帮助？

膀胱疾病近年来发展迅速，其中膀胱癌的发展最为迅速，多种研究成果正在向临床转化。

首先，表现在早期诊断方面。膀胱癌最常见的表现是间歇性无痛性血尿，确诊需要行膀胱镜检查并取活检标本进行病理检查。由于膀胱镜是有创检查，会对患者造成不适，因此众多研究团队都致力于研发新型无创的膀胱癌早期诊断标志物。端粒酶是细胞中负责端粒延长的一种酶，在正常组织中活性被抑制，在肿瘤组织中活性被激活，尿液中包含膀胱黏膜脱落掉出的细胞，若其端粒酶阳性率升高，则提示存在膀胱癌的可能。核基质蛋白（22）是细胞核结构的支架，当细胞恶变之后，核基质蛋白（22）合成激增，在尿液中被探测出来，也可以作为膀胱癌的辅助诊断指标。微卫星是广泛存在的短阵串联的 DNA 重复序列，目前在许多肿瘤中都发现了微卫星异常，膀胱癌也不例外，国内外学者已发现多个膀胱癌微卫星异常位点，通过对这些位点的研究，有助于医生判断哪些患者应进一步接受膀胱镜检查。此外，膀胱肿瘤抗原、膀胱特异性合基质蛋白、透明质酸和透明质酸酶也在膀胱癌的早期无创诊断中起到了一定作用，应用这些无创检查，使医生能够更好地评估患者的病情，在不漏诊的前提下尽量减少不必要的膀胱镜检查。

近年来，膀胱软镜逐渐普及，膀胱软镜较传统膀胱镜更细，并且柔软，极大程度上减少了膀胱镜检查时的不适。在膀胱镜检查时，医生用肉眼观察膀胱，寻找异常的膀胱黏膜，对微小的肿瘤难免遗漏，如何提高膀胱癌的检出率是重要的课题。有学者采用荧光膀胱镜技术提高检出率，其基本原理是：肿瘤组织可以吸收某些荧光物质，并在一定波长的激光照射下发出与正常组织不同颜色的光，从而和正常组织相区别，便于医生的观察。也有研究团队在膀胱镜的前端添加超声探头或共聚焦探头，使医生在膀胱镜下观察肿瘤大小、形态的同时，可以了解肿瘤浸润的深度，从而更好地制订治疗策略。

在膀胱癌的手术方面，若肿瘤数量多、面积大、浸润深，需将膀胱根治性切除，严重影响患者生活质量，为了改善这一困境，有学者将肿瘤所在的膀胱壁完整切除，并在术后辅助放疗、化疗，达到了较好的效果，保留了膀胱，显著改善了患者生活质量。另有学者向人工膀胱的方向不懈努力，他们在没有细胞的支架上种植膀胱细胞（包括尿路上皮细胞和平滑肌细胞等），人工再造一个新膀胱，并将该膀胱重新植入患者体内使其存活，该技术已取得成功，若能应用于膀胱癌患者，患者则可以在膀胱根治性切除之后获得一个全新的人造膀胱，避免尿流改道的尴尬。

目前研究发现，多种基因与膀胱癌有关。例如，存活素在正常膀胱组织中不表达，但与膀胱肿瘤相关，与其发生发展和预后密切相关，如果抑制其表达，可能对治疗膀胱癌有所帮助。此外，X 连锁凋亡抑制蛋白、转化生长因子 β、微小染色体维持蛋白5 等也被发现与膀胱癌有关，随着这些特异性蛋白被逐渐发现，这些靶点可能作为靶向药物的治疗靶点。然而，这些研究仍处于初级阶段，有待于进一步的研究和验证。

除了膀胱癌之外，膀胱还有很多其他的疾病。骶神经电刺激疗法是治疗排尿障碍的先进治疗方法，俗称"膀胱起搏器"，他类似于心脏起搏器，通过弱电脉冲调节膀胱、尿道括约肌的功能，从而达到控制排尿的目的。膀胱憩室常需要手术治疗，而微创手术中对膀胱进行缝合对医生的技术提出了较高的要求。3D 腹腔镜技术的出现为医生提出了新的选择，在 3D 视野下，缝合难度大大降低，同时缩短了手术时间，提高了手术效果。

现代科学日新月异，众多科学家和医学工作者正努力地将研究转化到临床实践中去，努力为患者提供更优的治疗策略。